Anastasia Zampounidis
Für immer zuckerfrei

ANASTASIA ZAMPOUNIDIS

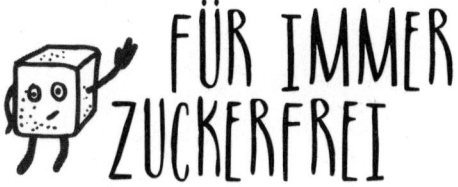

FÜR IMMER ZUCKERFREI

Schlank, gesund und glücklich ohne das süße Gift

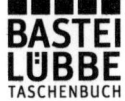

BASTEI LÜBBE
TASCHENBUCH

Alle Fakten, Thesen und Ratschläge in diesem Buch wurden sorgfältig ausgewählt, durchdacht und wo möglich durch Ausprobieren und Anwendung auf ihre Wirksamkeit geprüft. Dennoch können Verlag und Autorin keine Garantie für den Erfolg oder ein bestimmtes Ergebnis übernehmen. Die Anwendung erfolgt immer auf eigenes Risiko und eigene Verantwortung. Bitte ziehen Sie bei gesundheitlichen Problemen eine Ärztin oder einen Arzt Ihres Vertrauens hinzu. Der Verlag übernimmt für etwaige Gesundheitsschäden jeglicher Art keine Haftung.

Dieser Titel ist auch als E-Book erschienen

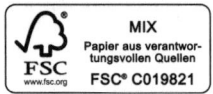

Originalausgabe

Copyright © 2017 by Bastei Lübbe AG, Köln

Umschlaggestaltung: ZERO Werbeagentur, München unter
Verwendung von Motiven von © Tomas Rodriguez, Köln;
© shutterstock: FinePic
Motiv vordere Innenklappe © Zampounidis
Motive hintere Innenklappe © Tomas Rodriguez, Köln
Satz: Dörlemann Satz, Lemförde
Gesetzt aus der Joanna MT
Druck und Einband: C. H. Beck, Nördlingen
Printed in Germany
ISBN 978-3-431-03997-9

10   12   14   13   11

Sie finden uns im Internet unter www.luebbe.de
Bitte beachten Sie auch: www.lesejury.de

Für Kleoniki

»*Alle Ding sind Gift und nichts ist ohn Gift –
allein die Dosis macht, das ein Ding kein Gift ist.*«

Theophrastus Aureolus Bombastus von Hohenheim,
genannt Paracelsus, war ein kluger Mann, der von
1493 bis 1541 lebte. An seinen vielen Vornamen können
Sie erkennen, dass seine Eltern offenbar viel Freizeit hatten.
Theophrastus ist übrigens griechisch und bedeutet so
viel wie »der das Göttliche in Worte fasst«.
Wofür Anastasia steht (und noch vieles mehr),
erfahren Sie in diesem Buch.

INHALT

Keine Süßholzraspelei	9
My Big Fat Greek Eating	14
Musikfernsehen ist kein Zuckerschlecken	27
Der gemeine Kristall	40
Anastasias Anastasis	54
TCM	69
Hell's Kitchen	86
»Was isst du, wenn du Süßes willst?«	102
Das ist nicht Lustig	117
Angebote, die man nicht ablehnen kann?	131
Selbst ist die Frau	143
La Dolce Vita	155
Ópios viásete skontáfti	166

Anhang	183
Ein Beispiel-Tag	183
Rezepte	185
Meine Teerezepte	199
Versteckte Zucker	201
Zuckerersatzstoffe	202
Konservierungsmittel	206
Geschmacksverstärker	208
Aromen	209
Farbstoffe	210
Verpackungsinformationen	211
Was fehlt?	213
Trockenobst & Co.	214
Basische und saure Lebensmittel	215
Gut für die Leber	216
Kräuter und ihre Wirkungen	219
Guter Schlaf	221

KEINE SÜSSHOLZRASPELEI

oder

WARUM DIESES BUCH HÄLT, WAS ES VERSPRICHT

»Hallo, mein Name ist Anastasia, und ich bin Sugarholic. Trockene Sugarholic wohlgemerkt!«

Wenn Sie diese Begrüßung jetzt ein wenig an das Ritual der Anonymen Alkoholiker erinnert, dann liegen Sie da gar nicht so falsch. Denn das Thema dieses Buches hat mit einer Art Sucht zu tun. Seit mittlerweile zehn Jahren verzichte ich konsequent auf jegliche Art von verarbeitetem Zucker, und damit habe ich nicht nur die Kontrolle über mein Essverhalten zurückgewonnen, sondern dazu noch eine gehörige Portion Energie und Lebensqualität.

Falls Sie dieses Vorwort ganz *old school* in einer Buchhandlung lesen und dabei überlegen, warum Sie gerade dieses Buch zum Thema Zuckerfreiheit erwerben sollen und nicht die Werke links und rechts von mir im Regal, dann möchte ich Ihnen an dieser Stelle (natürlich ganz uneigennützig) einige Entscheidungshilfen geben.

Wie meist ist es einfacher, zuerst zu sagen, was eine Sache nicht ist.

Für immer zuckerfrei ist kein Promi-Vehikel. Es ist nicht unüblich, dass prominente Namen mit einem angesagten Thema gekoppelt werden, um der Sache einen größeren Schwung zu verleihen. Dagegen gibt es auch gar nichts einzuwenden. Wenn es einer guten Sache dient, warum nicht? Mir ist aber schon wichtig, darauf hinzuweisen, dass ich mich seit zehn Jahren zuckerfrei ernähre, also zu einer Zeit damit begonnen habe, als der derzeitige

Trend noch gar nicht absehbar war. Und ich werde mich auch weiter auf dieser Basis ernähren, ganz egal, was die Zukunft noch an Moden bringt. Denn die zuckerfreie Ernährung ist für mich inzwischen weit mehr als ein Trend. Sie gehört zu meinem Leben untrennbar dazu.

Seit den ersten Tagen meines zuckerfreien Daseins wollte ich alles andere als eine Missionarin sein. Ich begann damit ganz einfach, weil es mir guttat. Entsprechend machte ich kein Geheimnis daraus, konnte aber genauso damit leben, dass andere Leute andere Wege zum Glück suchten und fanden, getreu dem alten Spruch von John Lennon: »Whatever gets you through the night, it's alright.« Als aber in der letzten Zeit das Thema Zucker verstärkt in den Medien behandelt wurde und mich immer mehr Leute fragten, wie es denn mit meinen Erfahrungen aussieht, sah ich auch keinerlei Grund, mit meiner Meinung und meinen Erfahrungen hinter dem Berg zu halten. Und ein Buch ist immer noch das beste Medium, wenn es darum geht, Fakten, Erfahrungen und Erkenntnisse zu präsentieren.

Wenn man sich mit dem Thema Zucker beschäftigt, stößt man früher oder später auf den Begriff »leere Kalorien«. Dazu später mehr. Sofort möchte ich allerdings erwähnen, dass es bei diesem Thema auch nicht wenige leere Versprechungen gibt. Ich behaupte nicht, alles über zuckerfreie Ernährung zu wissen. Aber alles, was in diesem Buch steht, habe ich mir selbst erarbeitet, ausprobiert und auf Praxistauglichkeit getestet. In *Für immer zuckerfrei* wird das Thema nicht von A–Z behandelt, aber ich stehe mit meinem Namen für dieses Werk ein. Wo Anastasia Zampounidis draufsteht, ist auch zuckerfreie Ernährung drin. Genauer gesagt, bürge ich nicht nur mit meinem Namen, sondern auch meinem Aussehen. Wann immer ich irgendwo auftrete, werde ich schon mit meiner Erscheinung daran gemessen, ob das stimmt, was ich hier erzähle. Ich lasse mich auf dieses Wagnis ein, weil ich von dem, was ich tue, überzeugt bin.

Für immer zuckerfrei ist keine Mogelpackung und kein Etikettenschwindel. Es geht hier um viel mehr als um Light-Produkte und zuckerfreie Kaugummis. Mein Programm will nichts weniger, als Industriezucker von der Speisekarte zu verdammen, für immer und ewig, mit aller Konsequenz.

Es wäre verlogen, zu behaupten, dass man dem Zucker einfach so Adieu sagen kann, aber genauso falsch wäre es meiner Meinung nach, Lesern einzubläuen, nur ein drakonischer Strafenkatalog, kombiniert mit einem Regelwerk voller Selbstgeißelung, führe zum Erfolg. Das Leben muss vor allem Spaß machen, gerade wenn man es ändern will. Dieses Motto stand und steht über allem, was ich tue. Deshalb erzähle ich hier Schritt für Schritt, wie ich vorging. Woher ich kam, was die Ernährung betrifft, aber auch sonst. Wie ich überhaupt auf die Idee kam, mich zuckerfrei zu ernähren. Was mir dabei widerfuhr. Welche Fehler ich machte, welche Rückschläge ich dabei erlitt, welche Erfolge und Glücksmomente ich erlebte. Wenn ich Sie damit ermutigen kann, über Ihr Leben nachzudenken, würde ich mich freuen.

Während ich an dem Buch arbeitete, habe ich versucht mich daran zu erinnern, welche Probleme sich für mich vor allem am Anfang meines Weges stellten. Ehrlich gesagt war mir damals nicht mal in Ansätzen klar, worauf ich mich einlasse und welche weitreichenden Konsequenzen meine Entscheidung hatte. Heute gibt es viel mehr Informationen, aber in den entscheidenden Momenten ist man auch jetzt noch allein. Was soll man tun, wenn Erfolge ausbleiben, der Zweifel und – nicht zu vergessen – der Jieper auf was Süßes kommen? In diesen und anderen Situationen soll Ihnen mein Buch zur Seite stehen, ein Freund oder eine Freundin sein, die zumindest eine Ahnung von dem haben, was Sie gerade erleben.

Und glauben Sie mir, auch wenn es manchmal schwerfällt: Die Mühe wird sich lohnen. Lassen Sie es mich rundheraus und ohne jede Süßholzraspelei sagen: Dieses Buch kann Ihr Leben verändern. Essen hat einen essenziellen Einfluss auf unser Wohlbefinden, was schon bei dem viel zitierten Spruch »Man ist, was man isst« deutlich wird.

Eine auf den ersten Blick ganz banale Entscheidung – kein industrieller Zucker mehr – hat mein Leben vollkommen umgekrempelt. Und zwar auf allen Ebenen. Ich fühle mich besser, denke klarer, bin gesünder und fitter als je zuvor. Und was das Äußere betrifft: Wohl jeder Mensch freut sich, wenn er für jünger gehalten wird, und dass mir die Bemerkung schmeichelt, ich sähe aus wie Anfang dreißig, während ich mich in Wirklichkeit am anderen Ende der Vierzig bewege, will ich nicht leugnen. Mir tut es nur für meine Mutter leid, weil sie den Tag fürchtet, an dem ich für ihre Enkeltochter gehalten werde. Aber keine Angst, Mama, so weit wird es nicht kommen. Und all den Redakteuren, die Probleme haben, bei mir Fotos zum Thema »früher und heute« rauszusuchen, weil die Unterschiede so gering sind, möchte ich zurufen: Es gibt Schlimmeres auf dieser Welt, oder?

Ein gewisses Know-how über Zucker, dessen Suchtwirkung, die Konsequenzen des übermäßigen Konsums und die Tricks der Lebensmittelindustrie stellt ein solides Fundament dar, um Fallen zu vermeiden und die eigene Ernährung langfristig verantwortungsvoll und bewusst zu gestalten.

Um Sie gegen diese Zuckerfallen zu wappnen, gebe ich Ihnen am Ende dieses Buches praktische Tabellen und nützliche Listen mit, die Sie für Ihre zukünftigen Einkäufe und Kochsessions verwenden können. Wenn man sie mit dem Smartphone abfotografiert, hat man sie immer dabei. Ich lasse Experten zu Wort kommen und berichte, was für erschreckende Auswirkungen übermäßiger Zuckerkonsum hat. Das ist an einigen Punkten nichts für schwache Nerven, aber nichtsdestotrotz leider Realität.

Einfach formuliert: Ich hoffe, dass mein Buch das Ihre wird. Es soll Ihnen Spaß beim Lesen bringen, Mut für Veränderungen machen und Ihnen bei den ganz praktischen Fragen mit Rat und Tat zur Seite stehen. Und wer weiß, vielleicht werfen Sie nach Ihren ersten Erfolgserlebnissen dieses Buch jubelnd in die Luft. Gerne! Das hält es aus. Und selbst wenn Sie am Ende Freudentränen vergießen und davon ein paar auf diese Seiten tropfen – kein Problem. Es ist ja nicht aus Zucker.

MY BIG FAT GREEK EATING

oder

WIE ALLES ANFING

Der Film *My Big Fat Greek Wedding* kam in den ersten Jahren des 21. Jahrhunderts in die Kinos. Damals sagte man die »Nuller Jahre«, aber ich hoffe doch sehr, dass der Menschheit im Laufe dieses Jahrhunderts noch eine bessere Bezeichnung einfällt. In dem Film wird die Geschichte einer nicht mehr ganz so jungen Griechin in Chicago erzählt, die sich mit einem Einfallsreichtum, der auch dem listenreichen Odysseus nicht schlecht angestanden hätte, aus den Fängen ihrer etwas überfürsorglichen Familie befreit und die im Laufe der Handlung – natürlich – die große Liebe findet. Zu den ungewöhnlichen Wendungen des Streifens gehört, dass sich hier nicht das Mädchen aus der griechischen Community dem angelsächsischen Mann anpasste, sondern dass der sich von ihren Sitten und Gebräuchen so begeistert zeigte, dass er ihr zuliebe sogar die Religion wechselte.

Der Film war in Europa und in den Vereinigten Staaten ein großer Erfolg, die Einspielergebnisse übertrafen sogar die von *Pretty Woman*. Plötzlich schien in den USA jeder zu wissen, dass es so etwas wie eine griechische Minderheit gab. Dabei hatten Leute griechischer Abkunft dem Land schon viel früher ihren Stempel aufgedrückt. Es fiel halt nur nicht so auf, weil unsere Bescheidenheit eben geradezu sprichwörtlich ist.[1] Was Hollywood betrifft, ist Jennifer Aniston (Ex-*Friends*-Darstellerin und

---

[1] Meine Lektorin hat mir gesagt, Selbstironie kommt gut an. Ich hoffe, sie hat recht.

derzeit die Frau, an die Brad Pitt möglicherweise wehmütig zurückdenkt) wahrscheinlich der bekannteste Name, aber auch in anderen Bereichen haben Griechen Großes geleistet. Ich erinnere nur an George Stephanopoulos, der als Politikberater entscheidenden Anteil an dem Wahlsieg Bill Clintons hatte (und meiner Meinung nach sah er außerdem besser aus und hatte sich – im Unterschied zu seinem Chef – auch fast immer als Gentleman erwiesen). Dass er in der bereits erwähnten Serie Friends als Gaststar aufschlug, war in dieser Hinsicht keine Überraschung mehr.

Nach My Big Fat Greek Wedding jedenfalls hatte uns jeder auf dem Schirm, und viele Leute hatten an der romantischen Komödie großen Spaß. Der sei ihnen auch von Herzen gegönnt. Ein bisschen Fiktion, ein bisschen Übertreibung – alles okay, solange man sich gut unterhalten fühlt. Aus griechischer Sicht hingegen hatte dieser Film in bestimmten Momenten die Schärfe einer unbestechlich beobachtenden Dokumentation. Und zwar in all jenen Punkten, in denen es um das Essen ging. In dieser Beziehung bildet der Film den Alltag in einer griechischen Familie wahrheitsgetreu und detailliert ab.

Essen gehen heißt für Griechen, unter Leute gehen. Wenn man keine Zeit oder kein Geld oder keine Lust für einen Besuch in der Taverna oder im Estiatoro hat, dann trifft man sich zu Hause mit Freunden oder der Familie. Und dabei geht es um mehr als um Energiezufuhr. Viel mehr. Im Deutschen gibt es das Sprichwort »Essen und Trinken hält Leib und Seele zusammen.« Nun, im Griechischen hält Essen und Trinken alles zusammen. Die Familie, die Ehen, die Freundschaften, ja vielleicht sogar das ganze Land. Bei unseren Familienzusammenkünften in der norddeutschen Tiefebene schien es bei jedem gemeinsamen Mahl ein wenig so, als würde der Himmel Hellas' über unserer Tafel leuchten. Und wenn wir im Urlaub in der Nähe von Thessaloniki waren, dann war die Heimkehr erst dann wirklich komplett, wenn wir gemeinsam speisten.

Meine Beziehung zu Griechenland ist auch heute noch unverändert stark. Ich halte uns für ein recht verrücktes, aber auch wahnsinnig liebenswertes Völkchen. Und ich kenne keinen, der in Griechenland war und danach nicht positiv über Land, Leute, Küche und Kultur geredet hat. Wer Genaueres wissen will, sollte also einfach seinen nächsten Urlaub in Griechenland verbringen. Mehr brauche ich dazu nicht zu sagen – alles andere hieße Eulen nach Athen tragen.

Aber zurück zum Speisen. Natürlich musste immer alles aufgegessen werden, schon allein damit über Griechenland die Sonne scheint. Wenn vier Köpfe am Tisch förmlich den Teller fast mitessen, warum sollte Klein-Anastasia dann etwas darauf liegen lassen? Nö, aufessen war angesagt! Und das fiel mir nicht schwer, denn es schmeckte einfach himmlisch.

Unumstrittene Herrscherin über die Tiegel, Töpfe und Teller war natürlich meine Mutter, die uns mit Rezepten verwöhnte, die ihr in langer Familientradition übermittelt und streng geheim gehalten wurden. Na gut, das Letzte stimmt nicht so ganz, aber Sie merken schon, kulinarische Künste wurden sehr ernst genommen.

Zu den absoluten Lieblingsgerichten meiner Mutter gehören *Dolmades*[2], aber auch *Stifado* und *Avgolemono* sind sehr lecker. *Stifado* ist ein Eintopf mit Fleisch, *Avgolemono* eine herzhafte Hühnersuppe. Da ich mich zurzeit vegan ernähre, stehen diese beiden Gerichte nicht mehr auf meinem Speiseplan, aber ich kann mich noch sehr gut an diese Köstlichkeiten erinnern und sie jedem empfehlen, der kein Gelübde zur fleischlosen Ernährung abgelegt hat.

Zwar gibt es in Griechenland auch Fast Food, aber dieser Markt wird tatsächlich von einheimischen Ketten dominiert, viele McDonald's-Filialen mussten nach ihrer Eröffnung bald wieder

---

[2] Dieses und andere Rezepte finden Sie im Anhang.

schließen. Und das hat ausnahmsweise mal nichts mit irgendwelchen Wirtschaftskrisen zu tun, sondern damit, dass Griechen gern auf ihre Geschmacksknospen hören und außerdem Gerichte wie Gyros, Souflaki oder Pita haben, die, wie man auch hierzulande weiß, durchaus fastfoodkompatibel sind.

Die griechische Küche ist so etwas wie die Urmutter aller europäischen Küchen. Einige Speisen werden schon seit über viertausend Jahren auf die annähernd selbe Art und Weise gekocht. Gerichte wie die Linsensuppe, Fasolada oder der Wein Retsina können bis auf das Altertum zurückgeführt werden. Das Gewürz Thymian wird schon in der Odyssee von Homer erwähnt. Sogar auch das erste Kochbuch der Menschheit wurde von einem Griechen verfasst. Falls es jemanden interessiert, der Herr hörte auf den Namen Archestratos.

Wie alle mediterranen Küchen baut die griechische Küche auf die kulinarische Dreifaltigkeit Weizen, Oliven und Wein, aber darüber hinaus gibt es natürlich noch jede Menge andere Zutaten. In der zerklüfteten Bergwelt Griechenlands gibt es verhältnismäßig wenig Raum für Weiden, die groß genug für Rinderherden sind, weshalb die Speisekarte in Fleischfragen von Ziegen und Schafen dominiert wird. Fische, Muscheln, Krabben, Calamari und so weiter gehören bei einer Seefahrernation selbstverständlich von Anfang an dazu.

Feta, für viele das griechische Molkereiprodukt schlechthin, wurde zu byzantinischen Zeiten erfunden. Damals kamen auch noch Kaviar und Gewürze wie Muskatnuss und Basilikum hinzu. Später dann grüne Bohnen, Okra und grüner Pfeffer. Bestimmte Gewürze – so zum Beispiel Oregano, Knoblauch, Minze, Dill oder Lorbeer – werden bei uns mehr und öfter verwendet als anderswo im Mittelmeerraum. Die griechische Küche gilt nicht als besonders raffiniert, aber das war mir von Anfang an egal. Mir war nur eines wichtig: Es schmeckt.

Schon zu recht früher Zeit spielten bei den griechischen

Kochkünsten medizinische Überlegungen eine Rolle. So beeinflusste der Arzt Galen aus Pergamon mit seiner Vier-Elemente-Theorie im 3. Jahrhundert schon diverse Rezepturen. Er vertrat die Auffassung, dass die Elemente Feuer, Wasser, Luft und Erde in unterschiedlichen Zusammensetzungen die Grundbausteine der Welt bilden, in der wir leben. Wir werden dem Namen Galen später noch einmal begegnen, wenn ich ein bisschen tiefer in die Ernährungsfragen eingestiegen bin, zum jetzigen Zeitpunkt reicht es zu wissen, dass ich damals von diesem Herrn noch keine Silbe gehört hatte, und selbst wenn – er hätte mich bestimmt nicht weiter interessiert.

Da die griechische Küche – außer ihren Nachtischen – fast zuckerfrei ist, ist sie natürlich auch sehr gesund. Und sie hat mich in vielen Punkten vorteilhaft geprägt. Kaum ein griechisches Gericht kommt ohne Olivenöl aus; auch ich koche jeden Tag damit. Genauso verdanke ich meine Aufgeschlossenheit gegenüber Gemüse dem griechischen Speiseplan. Ich hatte als Kind keine Brokkoli-Allergie und auch keine Einwände gegen irgendein anderes Gemüse. Ja, zeitweise sah ich mich selbst als eine Gemüsesorte. In meinen Träumen war ich eine Paprika, knallrot leuchtend und lebendig. Obst mochte ich sowieso, für Erdbeeren und Wassermelone ließ ich alles stehen und liegen.

Neben Merkmalen, die alle griechischen Gerichte teilen, gibt es natürlich noch jede Menge regionaler Unterschiede.

Meine Familie kommt aus dem Umland von Thessaloniki. Das ist eine Hafenstadt im Nordosten Griechenlands, nicht weit entfernt von der Gegend, in der Alexander der Große geboren wurde. Manche sagen, dass die Stadt sogar nach einer Halbschwester von Alexander benannt wurde. Außerdem wurde Kemal Atatürk, der Gründer der modernen Türkei, hier geboren, aber das nur nebenbei.

Thessaloniki ist die Hauptstadt von Mazedonien, manche der Leute, die dort wohnen, sagen auch, dass Thessaloniki so etwas wie die heimliche und wahre Hauptstadt Griechenlands ist, aber da halte ich mich raus.

Thessaloniki ist sehr alt. Die Stadt wird schon in der Bibel erwähnt, weil der Apostel Paulus zwei Briefe an die dortige Gemeinde geschrieben hat. Und wenn man etwas Nettes über die Post sagen will, dann kann man behaupten, dass sie seit den biblischen Zeiten nicht sehr viel langsamer geworden ist.

In der für Thessaloniki typischen Küche gibt es neben türkischen auch französische Einflüsse, außerdem legt man hier viel Wert auf gute Suppen (wie die bereits erwähnte *Avgolemono*). Aber man kann noch mehr. 1957 wurde der Café Frappé der Welt zum ersten Mal in Thessaloniki präsentiert. Und es gibt noch andere für die Stadt typische Süßigkeiten wie das Blätterteigdessert *Bougatsa*. Wenn man dazu noch bedenkt, dass die griechischen Bienen ihren Nektar meist auf Zitronen- oder Orangenbäumen suchen und so ihrem Honig einen eigenen, geradezu unwiderstehlichen Geschmack geben, dann kann man vielleicht nachvollziehen, dass mir mit meiner Liebe zur griechischen Küche auch ein tiefgehendes Verlangen nach Süßigkeiten mit in die Wiege gelegt worden ist.

Ja, es hat gar keinen Zweck, da noch länger drum herumzureden.

Ich liebe Süßes.

Das habe ich immer, das werde ich bis zum letzten Tag meines Daseins. Das machte mich schon sehr früh in meinem Leben zum *Sugarholic*. Bald hatte ich mich durch die Bandbreite der griechischen Pastetchen und Desserts gefuttert und war nun fest entschlossen, auf neue Entdeckungsreisen zu gehen. Ich habe jeden Tag entweder ein Eis, Schokoriegel oder Kuchen gegessen, es verging tatsächlich kein Tag ohne. Damals war ich natürlich weit davon entfernt zu wissen, dass ich weitaus mehr Zucker zu mir nahm, als nur in den genannten Produkten steckte.

Zum Glück war ich mein Leben lang aktiv. Als Kind war ich

immer draußen zum Spielen unterwegs. Trotzdem hatte ich ein wenig »zu viel« auf den Rippen, aber das nennt man im Kindesalter ja liebevoll »Babyspeck«. Das war ja auch nicht dramatisch. Verboten waren Süßigkeiten bei uns zu Hause trotzdem nie – zum Glück, denn ich kann mir gut vorstellen, dass ich sonst eine handfeste Essstörung entwickelt hätte. Schließlich wird das Verbotene für Kinder erst recht interessant.

Aber man wird auf diesem Planeten keine einzige griechische Mutter finden, die ihren Kindern das Essen von was auch immer verbietet.

Meine Mutter hat mir erzählt, dass ich manchmal als Kind nach einer oder auch zwei DM (für die Jüngeren: Damit ist keine Drogerie-Kette, sondern die gute alte Deutsche Mark gemeint) gefragt habe mit der Begründung, Schulutensilien besorgen zu müssen. Sie hätte aber genau gewusst, dass ich damit direkt zur nächsten »Bude« laufen würde, um mir Süßes zu holen. Dummerweise lag genau auf meinem Schulweg eine verlockende Bude, die einen erheblichen Umsatz mit meiner Wenigkeit gemacht hat. Als ich den Besitzer irgendwann in einem chromblitzenden Mittelklassewagen vorfahren sah, musste ich nicht lange rätseln, wie er die Neuanschaffung finanziert hatte. Ein großer Teil des Geldes kam von mir, und ich war längst nicht das einzige Kind, das sich in seiner Freizeit als Naschkatze probierte.

Am liebsten habe ich mir dort im Sommer Eis geholt (kann sich jemand an den Braunen Bär erinnern?) oder sonst auch ein kleines Papiertütchen mit unterschiedlichen Goodies à 5 Pfennig pro Stück. Ich erinnere mich an Plastikmuscheln, die man genüsslich auslecken konnte oder Lakritz-Dominosteine. Aber gut, ich hör schon auf.

Im Supermarkt war ich den speziell für Kinder gemachten Süßigkeiten verfallen, Kindchenschema-Gesichter strahlten mir aus den Regalen entgegen, auch meine Lieblingsbiene Maja oder

Pinocchio waren dabei. (Zum Glück wuchs mir bei den kleinen Lügen meiner Mama gegenüber nicht auch so eine lange Nase.) Und damit haben die Marketingstrategien der Süßwarenindustrie bei mir voll gegriffen. So viel ich heute über die Verkaufstechniken der süßen Verführer weiß, so gnadenlos war ich ihnen damals ausgeliefert.

Natürlich prangte oft auch ein volles Glas Milch auf der Verpackung. Heute weiß ich zum Glück, wie gesund so eine Zuckerbombe wirklich ist und wie viel Milch tatsächlich drinsteckt. Es ist sicherlich unfair, hier von »Spurenelementen« zu sprechen, aber am Ende bleibt doch erschreckend wenig. Sehr wenig!

Da ich nicht besorgniserregend übergewichtig war, hat meine Mutter in ihrer milden Weisheit Nachsicht mit mir geübt. Gut so, meine Mama ist eben die Beste!

Der liebe Gott meinte es dann gut mit mir und schickte mir zu Beginn meiner Teenie-Jahre noch ein paar Zentimeter Körpergröße, und so streckten sich die Kilos. Als Teenager habe ich Sport gemacht, mal ein Jahr Handball, mal ein Jahr Fußball gespielt, zudem getanzt, und dann war ich eben immer draußen unterwegs. In den 1980er Jahren gab es keine Smartphones, kein Internet, keine Computer. Wir hatten nur zwei TV-Sender und einen Fernseher für unsere fünfköpfige Familie. Das sieht heute anders aus, und darin besteht gerade für Kinder eine Gefahr. Die nötige Bewegung fehlt ihnen oft, sodass ein übermäßiger Zuckerkonsum schnell zu Übergewicht führt. Fatal ist das gerade bei Kindern, da fettleibige Kinder oft größere Schwierigkeiten haben, das Gewicht im Erwachsenenalter zu verlieren.

Wir hatten dagegen gar nicht die Möglichkeit, den ganzen Tag fernzusehen, da es schlicht nicht genug Kinderprogramm gab. Und Videospiele existierten (zumindest in unserem Haushalt) noch nicht. Wiesen, Bäche und Parks waren für uns der einzige Abenteuerspielplatz, und der reichte uns völlig aus.

Man sagt, Kinder imitieren das Verhalten von Eltern. Das

stimmt mit Sicherheit oft, aber in meiner Familie hat mir niemand das Naschen vorgemacht. Insofern kann ich die Verantwortung für meinen *Sugarholismus* auf niemanden abwälzen. Ich war die Einzige, die wie wild Schoki & Co. gegessen hat. Meine beiden Brüder waren nie so verrückt nach Süßem, und meine Eltern auch nicht. Aber sie wollten mir natürlich, wann immer es sich anbot, eine Freude machen.

In Griechenland wird eher der Namenstag gefeiert als der Geburtstag, doch auch so gab es reihum zum jeweiligen Feiertag, außerdem natürlich zu Weihnachten und Ostern, dicke, fette Schlagsahnetorten. Die zauberte meine Mutter in stundenlanger Arbeit in der Küche für uns herbei. Mein Gott, was für ein Aufwand für geradezu göttliche Kreationen, von denen am Ende nichts, aber auch gar nichts übrig blieb. Und ich war sooo dankbar. Und wie! Das ging so weit, dass ich auf einmal großes Interesse zeigte, in der Küche »zu helfen«. Na ja, nicht wirklich. Ich tauchte zwar öfter dort auf, aber wirklich hilfreich war meine Anwesenheit wohl eher nicht. Beim »Assistieren« probierte ich vielmehr Schlagsahne und rohen Teig, leckte die Utensilien genüsslich ab und war schon gut versorgt, bis auch noch das Endprodukt von mir verputzt wurde. Im Nachhinein betrachtet, ein wahres Torten-Massaker. Oder, vielleicht kann man auch von einem Torten-Vertilgungs-Marathon sprechen. Immerhin geht es hier um die griechische Küche.

Natürlich habe auch ich als Teenager mal versucht, eine Diät zu machen. Schließlich wird einem von allen Werbeplakaten und TV-Spots ein übertrieben schlankes Ideal unter die Nase gerieben, und niemand sagt einem, dass so ein Model unter Umständen nicht gesund lebt und die meisten Frauen auch gar nicht so aussehen. Als junger Mensch ist man nun mal emotional noch nicht so gefestigt, sodass man sehr leicht beeinflusst werden kann. Als Kind wollte ich die ganzen bunten, glänzenden Süßigkeiten nebst den Sammelbildchen im Schaufenster der

Bude, als Teenager wollte ich dann so aussehen wie die Models auf den Titelblättern der Magazine, die direkt neben den Naschereien ausgestellt waren.

Ein Arzt hatte der Mutter einer Freundin tatsächlich eine Eier-Diät empfohlen. Wir sprechen jetzt wieder von den 1980er Jahren. Damals war mein Vertrauen in die klassische Medizin noch ungebrochen. Wenn ein Arzt etwas empfiehlt, dachte ich mir, dann kann es nicht so verkehrt sein. Von wegen! Ich glaube, ich habe fünf bis sechs Eier pro Tag gegessen, ansonsten Knäckebrot und vielleicht noch etwas Obst.

Das war die sogenannte Eier-Diät.

Ich kann mich erinnern, dass es tatsächlich gestopft und den Appetit gehemmt hat, aber am dritten Tag ging gar nichts mehr. Fünf Tage hätte ich nicht überlebt. Die Konsequenz war natürlich der klassische Jo-Jo-Effekt, nachdem ich an zweieinhalb Tagen zwei Kilo verloren hatte (viel zu viel), und ich habe etwa fünf Jahre (! – kein Scherz) keine Eier mehr essen können.

Nun gut, das ganze Diät-Malheur hatte ein Gutes: Ich habe danach nie wieder eine Mono-Diät gemacht. So habe ich mit meinen zarten siebzehn Jahren sehr schnell verstanden, dass das der falsche Weg ist.

So viel zu meinem Eier-Massaker. (Hier möchte ich lieber nicht von einem Eier-Marathon sprechen.)

Im Sommer im Griechenland-Urlaub am Strand habe ich immer von ganz allein abgenommen. In sechs Wochen Sommerferien waren von ganz allein zwei bis drei Kilogramm runter. Perfekt! Im Verlauf des Winters in Deutschland kamen die zwar wieder zurück, aber hey, selbst wenn ich zehn Kilo mehr gewogen hätte, wäre ich nicht übergewichtig gewesen und ganz bestimmt gesund. Meine Mutter hat schließlich jeden Tag frisch gekocht. Mein Problem war, dass ich durch den Süßkram zwischendurch zur Essenszeit oft gar keinen Appetit mehr hatte und pappsatt war. Nur um dann später am Abend am Kühlschrank nach einem Snack zu suchen, denn in Sachen Zucker verlangt der Körper nach ungefähr einer Stunde Nachschub.

Ich bin davon überzeugt, dass exzessives Essen immer mit einer starken Emotion einhergeht. Das heißt, man isst, weil eigentlich ein anderes Gefühl den Hunger dominiert. Entweder man möchte es betäuben, wie bei jeder Sucht, weil es ein unangenehmes Gefühl ist wie zum Beispiel Einsamkeit oder Liebeskummer, oder man möchte das vorhandene Gefühl potenzieren wie zum Beispiel Euphorie oder Belohnung für eine gelungene Leistung.

Dann gibt es noch eine dritte Möglichkeit: Ein wo auch immer vorhandenes Loch soll gestopft werden. Irgendetwas fehlt im Leben. Vielleicht ein erfüllender Job oder ein Partner an der Seite?

Ich habe bei *jedem* Gefühl – egal ob Euphorie oder Niedergeschlagenheit – Lust auf Süßes gehabt. Das war fatal! Ob glücklich, traurig, müde, fit – immer! Das machte mich natürlich besonders anfällig für die Sucht.

Zum Abitur saß ich wie Tausende andere Schüler drei Wochen am Stück von morgens bis abends am Schreibtisch, um mich für die drei schriftlichen Klausuren vorzubereiten. Ich bat meine Mutter mir jeden Tag eine Dreier-Packung Schokoriegel mitzubringen. Ich nahm locker drei Kilogramm zu in diesen drei Wochen. Aua.

Danach und davor studierte ich aber sechs verschiedene von mir choreografierte Tänze mit Mitschülern für die Abifeier ein – an fünf Tagen der Woche. Ohne diese Action wären es wahrscheinlich mehr als nur sechs Pfund gewesen.

Fatal war dann mein anschließender Trip nach Los Angeles. Nach dem Abitur ging ich für zwanzig Monate nach Kalifornien. Wir schreiben das Jahr 1988. Auch im Westen Deutschlands gab es zu diesem Zeitpunkt nicht annähernd so eine große Auswahl an Süßigkeiten wie damals in den USA. Ich fühlte mich wie das sprichwörtliche *child in a candy shop*, das Kind im Süßwarenladen. Ich bin die ersten drei Monate fast durchgedreht und nahm nochmals drei Kilogramm zu. Zig verschiedene Sorten Eiscreme, Schokoriegel mit Peanut-Butter, Brownies, Donuts und und und – extrem fatal, weil Fett und Zucker. Das Büdchen, das mir in meiner Kindheit wie das Paradies vorgekommen war, sah dagegen trostlos wie eine Eisenwarenhandlung aus. Kalifornien war das neue Paradies. Und da am Venice Beach immer noch genug Fitness-Freaks mit ihrem Traumkörpern rumturnten, die aber auch Süßkram einwarfen, war es nur zu verlockend, der Illusion anzuhängen, beides haben zu können: die Schokoladenseite der Speisekarte und des Körpers gleichermaßen.

Hinzu kam, dass meine Kumpels und ich arm wie die Kirchenmäuse waren. Wir lebten zwar in Kalifornien, hatten aber weder ein Mansion am Malibu Beach noch ein Apartment in Bel Air. Darum sind wir immer zu den einschlägigen Fast-Food-Ketten gegangen und haben uns die Burger geholt, die gerade im Angebot waren. Die gab es dann schon für einen Dollar. Auch Fast-Food-Ketten benutzen übrigens neben Fett gerne noch Zucker als Geschmacksträger – ganz zu schweigen von Geschmacksverstärkern wie Glutamat. Und wenn man dazu bedenkt, dass von bestimmten Kreationen schon ein einziger Burger mehr Kalorien hat, als man an einem Tag verbrauchen kann ...

Nun klingen sechs oder sieben Kilogramm mehr als vorher nicht viel, aber wenn man nur 1,61 Meter groß ist, sind das mindestens zwei Kleidergrößen Unterschied. Man muss Kilos ja immer in Relation zur Körpergröße setzen.

Zum Glück stand dann im März der Spring Break an, und ich sah mich vor meinem geistigen Auge am Strand im Bikini. Da gingen alle Warnlampen an. Schlimmer noch war mein Körpergefühl: Ich fühlte mich unfit und träge. Der letzte Anstoß kam, als ich mich auch noch unsterblich in einen australischen Gitarrenspieler verliebte. Ich nahm also etwas ab, aber natürlich konnte ich dem Fast Food und den geliebten Süßigkeiten nicht ganz Ade sagen. Im Gegenteil. Ich kann mich noch an regelrechte Zucker-Orgien erinnern.

Wir hatten damals einen Fernseher direkt am Bett, und das fand ich schon sehr cool. 9½ *Wochen* habe ich damals, glaube ich, mindestens neuneinhalb Mal in einer Woche gesehen. Ich schätze, inzwischen hat Mickey Rourke jede Frau in Hollywood in Sachen Botox und Schönheitsoperationen überrundet, aber damals war er der angesagte Bad Boy, und seine Spielereien mit Eiswürfeln und Obstsorten hatten schon etwas sehr Verruchtes. Zum Filmgenuss gehörte obligatorisch ein Rieseneimer Eiscreme. Mindestens ein *Quart*, was fast so viel ist wie ein ganzer Liter. Und wenn dann der Abspann lief, die Schlussmusik erklang und das Herz vor Rührung und Anteilnahme ebenso schmolz wie die kümmerlichen Eisreste, war an eine halbwegs brauchbare Abendtoilette natürlich nicht mehr zu denken. Viel zu oft bin ich, während der Film noch lief, eingeschlafen. Natürlich ohne vorher noch einmal aufzustehen, um die Zähne zu putzen.

Nicht dass wir uns falsch verstehen. Das sind natürlich alles keine lebensbedrohlichen Dramen, aber für jemanden, der so zuckeraffin war wie ich, war das ein äußerst ungesundes Fundament. Und es ging ja noch weiter.

MUSIKFERNSEHEN IST KEIN ZUCKERSCHLECKEN

oder

EINE SUGARHOLIC GEHT IHREN WEG

1987 veröffentlichten Guns N' Roses ihr Debüt-Album *Appetite for Destruction*, das wohl bis heute – ich habe es nicht so mit Statistik – das meistverkaufte Debüt-Album aller Zeiten ist. Vor *Guns N' Roses* war Heavy Metal schon im Mainstream angekommen, schließlich gab es Bon Jovi und Cinderella und Poison und wie sie alle hießen, Bands voller Jungs in zu engen Spandex-Hosen und mit wilden Mähnen, die Haare mit vielen Kubikmetern Haarspray so kunstvoll toupiert, dass die Szene wohl mittlerweile eine eigene Parzelle im Ozonloch haben dürfte. Aber durch Axl Rose und seine Mannen bekam das Ganze noch eine etwas verführerisch-gefährliche Note. 1991 erschien dann mit dem *Black Album* von Metallica so etwas wie der dröhnende Schlussakkord der Main-Stream-Herrschaft der Schwermetaller, denn im selben Jahr veröffentlichten Nirvana *Nevermind* und ließen all die Poser plötzlich alt aussehen. Wenn man – so wie ich – zwischen diesen beiden Jahren in Kalifornien war, hatte man das Gefühl, am Puls der Musikwelt zu sein. Es gibt Leute, die wären gerne in Großbritannien dabei gewesen, als die Beatles populär wurden, für mich war die Zeit in Los Angeles das beste Äquivalent für meine Generation.

Zugegeben, Metallica waren aus San Francisco, Nirvana aus Seattle, aber die meisten Bands trieben sich damals in Los Angeles rum, und Klubs wie das Roxy oder das Whiskey-A-Gogo oder meinethalben auch das altehrwürdige Rainbow waren Orte, an denen die Post abging. Da musste man hingehen, wenn man die große Action erleben wollte. Und das wollte ich unbedingt.

Der langgewundene Sunset Strip war nicht nur aufgrund seiner Clubs ein Musik-Mekka. Damals gab es auch noch legendäre Musikgeschäfte wie das gigantische Tower Records, wo man vor den Plattenregalen buchstäblich den ganzen Tag verbringen konnte und immer wieder etwas Neues entdecken. Bevor ich nach Kalifornien kam, hatte ich schon zehn Jahre intensiv Musik gehört und mich mit Bands und Sängern aller möglicher Genres befasst. Massiv! Als Teenager gab ich mein Taschengeld nicht mehr nur für Süßigkeiten, sondern auch für CDs, Musikzeitschriften, Konzertkarten, später Clubbesuche aus. Aber das Angebot hier war dann noch mal etwas anderes. Die heimischen Plattenläden nahmen sich gegen Tower Records & Co. wie mein vertrautes Zuckerzeug-Büdchen gegen die Süßigkeitenregale amerikanischer Supermärkte aus.

Auch wenn Los Angeles damals eine Hardrock-Hochburg war, mein Musikgeschmack war schon immer ziemlich weit gefächert. Zwar spiele ich kein Instrument (für meinen Traum, Klavier spielen zu können, war ich einfach zu oft zu viel unterwegs), aber ich habe meine Ohren immer in viele Richtungen aufgesperrt. Daran, dass ich von 1996 bis vor Kurzem als DJane gearbeitet habe, kann man erkennen, dass ich auch mit EDM, Electronic Dance Music, etwas anfangen kann. Da mag ich Electro House, aber weniger das düstere, etwas stumpfe Zeug, also keinen Techno und keinen Underground, und Minimal Music hat bei mir maximal keine Chance. Hingegen macht mir R&B gute Laune, und ich mag darüber hinaus alles, was tanzbar ist.

Am tollsten waren für mich in Los Angeles die Radiosender, die damals noch meilenweit vom Formatradio entfernt waren. Man konnte, wenn man wollte, wirklich alles hören. Und ich wollte. Ich finde, es gibt schlechtere Orte, um seinen musikalischen Geschmack zu schulen. Im Rückblick kann ich feststellen, dass ich mir während dieser Zeit die Grundlagen für meine ersten Berufsjahre erarbeitet habe, auch wenn mir das damals nicht bewusst war.

Zurück in Berlin konnte ich beobachten, dass meine kalifornischen Pfunde munter purzelten, obwohl ich weiter meiner Zuckerleidenschaft frönte. Es dauerte nicht lange und bald wog ich wieder so viel wie vor dem Abitur. Aber ich war ja auch sieben Tage die Woche auf Achse: studieren, studentischer Nebenjob und am Wochenende in den angesagtesten illegalen Clubs Berlins jobben, wie zum Beispiel im allerersten WMF in der Mauerstraße. Anfang der 1990er ging's ab in der Hauptstadt! Doch auch wenn ich keine Gewichtsprobleme mehr hatte, die Heißhungerattacken, Schlappheit und Gemütsschwankungen blieben. Niemals hätte ich diese jedoch mit meinem Zuckerkonsum in Verbindung gebracht.

Ich studierte in Berlin Kommunikationswissenschaften und machte 1993 ein Praktikum bei einem Radiosender. Damit hatte ich meine Berufung gefunden. Ich hatte wie gesagt immer gern Radio gehört, mich aber zuvor selbst nie hinter dem Mikro gesehen. Von Sportreportern hört man ja manchmal, dass sie bereits als Kind vor dem Spiegel – mit einer Bürste als Mikro-Ersatz in der Hand – geübt haben, wie man live berichtet.

Ich wurde direkt ins kalte Wasser geworfen und hatte bei meiner ersten Moderation natürlich ordentlich Lampenfieber. Ich sprach viel zu schnell, war aber zum Glück dennoch gut zu verstehen. Beim Radio bekam ich nach einiger Zeit unter dem Künstlernamen *Krazy Dazy* eine eigene Sendung und war zumindest akustisch so etwas wie eine stadtbekannte Größe. Kurz vor der Jahrtausendwende erreichte mich dann ein Angebot von MTV. Und damit wurde ich nicht nur hör-, sondern auch noch sichtbar.

Ich stand für zwei verschiedene Sendungen täglich vor der Kamera. Dabei ist eine Fernsehproduktion wie ein Eisberg: Was man sieht, ist nur der kleinere Teil, die meiste Arbeit findet hinter den Kulissen statt, und so war ich nun jeden Tag rund um die Uhr eingespannt. Früher verbrachte ich meine ganze Freizeit mit Musik, jetzt bestimmte sie auch mein berufliches Leben. Aber da ich noch nie – auch heute nicht – ein großer Zukunftsplaner war, habe ich die Änderungen einfach so hingenommen und versucht, das Beste aus ihnen zu machen. Damals wie heute scheint es mir am vernünftigsten, wenn man einfach im Jetzt lebt und die Dinge so nimmt, wie sie kommen.

Das war bei MTV schon eine sehr arbeitsintensive Phase: Eine Sieben-Tage-Woche war über lange Strecken normal. Das machte mir eigentlich auch nichts aus, da ich immer sehr gern gearbeitet habe. Immerhin steckte ich meine ganze Leidenschaft in meinen Traumjob. Bald spürte ich, wie mir die Sendungen in Fleisch und Blut übergingen. Die beiden Formate *MTV Select* und *Total Request Live* habe ich schließlich sieben Jahre lang täglich moderiert – ich glaube, ich könnte heute noch spontan eine Sendung hinlegen, wenn man mich nachts aus dem Schlaf reißen würde.

Aber dass ich nun bei meiner Arbeit täglich in mindestens eine Kameralinse blickte, hatte natürlich Auswirkungen auf mein Outfit. Als frisch bekehrter Grunge- und vor allem Nirvana-Fan trug ich anfangs gerne übergroße Holzfällerhemden, die aus Sicht meines neuen Arbeitgebers natürlich ein absolutes No-Go waren. Bitte kein Schlabberlook! Im Rückblick würde ich heute schon sagen, dass meine Kleiderwahl nicht die beste gewesen ist. Aber was mir die Stylisten stattdessen in die Garderobe legten, löste bei mir auch keine Jubelstürme aus.

Damals war die Zeit der bauchfreien Tops und Hüfthosen, und offensichtlich war man bei MTV der Meinung, alles, was wir an Geld beim Stoff sparen, können wir in die Musik stecken. Die

Tops waren manchmal doch sehr bauchfrei und die Hüfthosen saßen schon mal sehr tief. Abgesehen davon, dass Kameras die unangenehme Eigenschaft haben, einen rundlicher erscheinen zu lassen, als man tatsächlich ist; ich brauchte eine Weile, bis ich lernte, mich im Scheinwerferlicht wohl in meiner Haut zu fühlen.

Und auch wenn ich figürlich keine Probleme hatte, mein Körper war nicht zufrieden damit, wie ich mit ihm umging, und er ließ keine Gelegenheit aus, mir das deutlich zu machen. Vor allem Schlafentzug lässt den Heißhunger, bei mir eben auf Süßes, steigen. Der Körper versucht die fehlende Energie über die Nahrung zu kompensieren. Das hatte zur Folge, dass ich gern vor der Live-Show ein Stück Kuchen oder Schokolade aß. Das half mir sofort. Danach aber fiel ich in ein umso tieferes Loch, denn wenn der Blutzuckerspiegel sinkt, ist man noch schlapper als zuvor und will unbedingt weiterfuttern. Ich versuchte mich zu zwingen, lieber gesund essen zu gehen, als weiter Schoki und Co. zu verschlingen. Das gelang mir zwar nicht immer, aber dies ist wohl neben meinem intensiven Arbeitspensum inklusive Wochenend- und Nachtarbeit der Grund, warum ich nicht übergewichtig wurde.

Ganz übel empfand ich die weiteren Nebenwirkungen des abfallenden Insulinspiegels: Ich war missgelaunt bis zickig und teilweise so unterzuckert, dass meine Hände zitterten und die Knie weich wurden.

Immerhin gab es auch seltene Fälle, in denen mir meine Stimmungsschwankungen in die Karten spielten. Kann sich noch jemand an eine unsägliche Hiphop-Combo namens D12 erinnern? Das waren zwölf Rapper aus dem Umfeld von Eminem (D12 stand für Dirty Dozen, das dreckige Dutzend), die vor Jahren auch gemeinsam Tracks auf seinem Label Shady Records veröffentlicht haben, als Eminem noch total angesagt war. Eminem wurde damals in der Hiphop-Gemeinde als eine Art neuer

Elvis gehandelt, der als Weißer mit einer Musik Erfolg hatte, die eigentlich schwarzen Wurzeln entsprang. Vielleicht wollte er mit dieser Zusammenarbeit ja seinen Kollegen helfen, auch ein bisschen vom Rampenlicht abzubekommen.

Ich kann mich jedenfalls sehr gut an die MTV-Sendung erinnern, in der sie als Gäste erwartet wurden. Bei einer Live-Show ist Pünktlichkeit natürlich Voraussetzung für das Interview. Manchmal kamen die Gäste tatsächlich erst an, wenn die Show *Total Request Live* schon lief – Stau kann in der Hauptstadt schon mal vorkommen. Aber D12 waren auch in der Halbzeit noch nicht in Sicht. Schließlich trudelten sie im letzten Viertel ein, verstreut, plappernd, unhöflich, ohne »Hallo« zu sagen, und bumm – man ging direkt *on Air*, und ich musste sie erstmal live vor der Kamera »einsammeln«. Was die Jungs nicht wissen konnten, war, dass ich mich nach meinem Zuckerkonsum vor der Show zum Zeitpunkt ihres Erscheinens im Tal meines Blutzuckerspiegels befand. Nett ausgedrückt: Ich war »hangry«, also *angry* und *hungry*, wütend und hungrig. Eine sehr, sehr gefährliche Kombination. Und das habe ich die Jungs auch spüren lassen mit einer dermaßen krassen und klaren Ansage, wie respektlos ich ihre Attitüde fände und das auch noch in einer MTV-Live-Show, was für sie und ihre Musik erstklassige Werbung bedeutet hätte. Ganz zu schweigen von all den enttäuschten Fans, die vor der Mattscheibe gewartet hätten ... Eine kleine Griechin gegen ein Dutzend große, teils muskulöse, teils übergewichtige harte Jungs. Alle verstummten auf der Stelle, schauten mich verdutzt an und entschuldigten sich sogar.

1997 – zwei Jahre bevor ich von MTV abgeworben wurde – flog ich als Radiomoderatorin von Berlin nach New York, um die damals total angesagte und erfolgreiche erste schwarze Boygroup Boyz II Men zu interviewen. Große Sache, wenn die Plattenfirma es sich leistet, Radio-Leute aus Europa extra einfliegen zu lassen, da die Jungs einen zu ausgefüllten Terminplan hatten, um selbst zu reisen. Zum Release des neuen Albums wurde ich als einzige europäische Journalistin auserkoren. Super, dachte ich.

Vormittags in New York angekommen, ging es gleich ins Hotel, wo ich die Band treffen sollte. Sechs Stunden Zeitunterschied sind für mich so gerade noch wegzustecken, vor allem wenn's so aufregend ist.

Nach vier Stunden warten, beziehungsweise auf dem Sofa zusammensinken (Hallo Jetlag!) und ein paar *candy bars* (Hallo Zucker!) kam dann die Ansage, die Jungs seien spontan nach Hause nach Los Angeles geflogen. Wir könnten aber das Interview dort führen. Also direkt zum Flughafen fünf Stunden nach Los Angels fliegen. Natürlich war im Flieger vor lauter Aufregung an Schlaf nicht wirklich zu denken, zumal mich die *Candy-Bars* noch wach hielten, obwohl ich nach europäischer Zeit eigentlich längst im Schlafmodus hätte sein müssen. In Los Angeles ging es dann zum Glück direkt ins Hotel und Bett, um dann am nächsten Morgen im tiefsten Tiefschlaf aus dem Bett geklingelt zu werden. Die Herren wären nun so weit.

Völlig daneben, benebelt und saumüde schmiss ich mich in meine Klamotten, viel zu gerädert, um auch nur einen Blick auf die Stadt zu werfen, in der ich fast zwei Jahre gelebt hatte. Es hieß direkt ab zum Interview. Dort angekommen mussten eine Dame von der Plattenfirma und ich wieder drei bis vier Stunden warten, da die Herren erst mal ausgiebig brunchen wollten. Ähm, hätte ich auch gern gemacht. Stattdessen als Frühstück wieder ein paar Zuckerbomben reinpfeifen, auf dem Sofa gegen den aufkeimenden Wunsch nach Schlaf ankämpfen. Ich erinnere mich dunkel an die *Cinnamon-Rolls*, Zimtschnecken, einfach köstlich, die mir dabei halfen.

Das Endergebnis: Ich war völlig übermüdet und über-, später unterzuckert, nur um dann wieder überzuckert vor die Jungs mit meinem Tonbandgerät zu treten und ein völlig hysterisches

Interview zu führen. Ich kann mich nur daran erinnern, wie sie sich darüber gewundert haben, dass ich extra aus Berlin für ein Interview hergeflogen war, der Rest ist ein leeres Rauschen in meinem Kopf.

Hätte ich das Ganze zwar genauso genervt, aber weniger hysterisch überstanden, wenn ich stattdessen Nüsse, Obst und Haferflocken gegessen hätte? Ich denke schon.

Zucker hat mich auch bei »ganz normalen« Arbeitsgepflogenheiten bei MTV wach gehalten: nach einer Live-Show am Nachmittag direkt zum Flughafen, ab nach Dublin zu den MTV Awards, Proben, Maske, auf die Bühne, Laudatio bei einer Preisverleihung halten, an meiner Seite Missy Elliott, die bei den Proben nicht anwesend war und in der Live-Show ihren Text partout nicht von Teleprompter ablesen wollte. Stattdessen sagte sie nur zweimal »Yeah«. Ich schätze, die Dame hatte sich nicht wie ich mit Schokolade in Form gebracht, sondern eher etwas Pflanzliches geraucht. Nach der Show ließ ich mir natürlich die Aftershow-Party nicht entgehen, um dort Bono und Pierce Brosnan zu treffen, hui! Danach ins Hotel? Nö, direkt zum Flughafen, zwei Stunden nach Berlin zurückfliegen und um vierzehn Uhr wieder live »drauf« gehen. Ich weiß nicht wie viel Zucker und Cola light ich abwechselnd zu mir genommen habe, aber die Müdigkeit wechselte sich mit hysterischen Wachmomenten ab.

Ich war mir immer durchaus bewusst, dass in meinem Umfeld auch ganz andere weiße Pulver dafür gesorgt haben, dass ihre Konsumenten sich wach und fit fühlten. Meine weißen Kristalle waren jedoch ausschließlich aus Zucker. Im Rückblick gesehen hatten sie aber nur einen einzigen Vorteil: Sie waren viel günstiger, und man konnte davon ausgehen, dass sie genau aus diesem Grund auch nicht mit Müll gestreckt wurden.

Aber zumindest in einem Punkt habe ich im Umfeld des Musikgeschäfts auch etwas in Ernährungsfragen gelernt. Und zwar dass ich niemals – unter welchen Umständen auch immer – eine Crash-Diät machen werde. Nicht nur keine Mono-Eier-oder-was-auch-immer-Diät, sondern überhaupt keine.

Im Laufe meines Lebens habe ich ein oder zwei Shootings gemacht, bei denen ich nur einen Bikini anhatte. Obwohl ich schlank war, habe ich mir *natürlich* gedacht, dass ich eine Woche vorher beginnen sollte, meine Nahrungsaufnahme dahingehend zu kontrollieren. Denn auch Fotos packen locker drei Kilo Gewicht drauf – und ich wollte ja realistisch abgebildet werden... Ich achtete also darauf, nicht zu viel zu futtern.

Am Tag des Shootings stieg ich also auf die Waage und was war? Ich hatte zwei Kilogramm zugenommen! Bei meiner Größe ist das schwer zu übersehen.

Wie kam denn das? Ganz einfach: Ich war eine Woche lang total fixiert aufs Weniger-Essen und dadurch eine Woche lang auf den Akt des Essens konzentriert. Das führt automatisch dazu, dass man mehr isst. Wer denkt denn sonst ständig ans Essen? Das Gehirn registriert »essen« und schon steuert unser Unterbewusstsein uns genau dahin, wo wir eigentlich nicht hinwollen.

Ich war entsetzt, aber heute muss ich schon darüber lachen. Die Fotos wurden natürlich trotzdem okay. Aber Fotos machen und das erst recht »sexy« ist wirklich nicht mein Ding. Viel zu langweilig, da geht's ja nur ums Gutaussehen und nicht ums Quasseln. Zwei gute Gründe, es sein zu lassen.

Eine Frau am Set erzählte mir, dass sie vor mir ein Shooting mit Shakira hatte und die auch vom ersten Moment ihres Erscheinens meinte, sie müsse abnehmen, hätte zugenommen und wie schrecklich das doch alles sei. Nun kam die Mittagszeit, und was bestellt sich Shakira? Eine dicke, fette Pizza!

Hach, herrlich.

Mich beruhigte die Tatsache ungemein, dass weltbekannte Popstars den gleichen Film im Kopf haben wie ich. Und ich wusste ganz genau, warum sie wider ihre Vernunft die Pizza haben musste. Weil sie auch die ganze Zeit vor dem Shooting daran gedacht hatte, *keine* Pizza zu essen, und somit die ganze Zeit nichts anderes als *Pizza* im Kopf hatte.

Shakira war und ist mir seitdem sehr sympathisch. Wir müssen auch gar nicht erwähnen, dass sie egal ob mit fünf Kilogramm mehr oder weniger eine schöne Frau ist.

Durch meinen Job durfte ich viele Stars kennenlernen, doch bei manchen, die ich besonders gern getroffen hätte, hat es leider nicht geklappt. Madonna zum Beispiel oder Kate Bush. Es gab Zeiten, da wäre ich für ein Autogramm von Letzterer zu Fuß nach England gelaufen. Auch außerhalb der Musikszene bewundere ich einige Persönlichkeiten besonders. Für ein Interview mit Willy Brandt oder Simone de Beauvoir bin ich natürlich zu spät dran. Aber vielleicht klappt es ja noch mit dem Dalai Lama. Sein Werk *Meine spirituelle Autobiographie* hat bei mir einen so tiefen Eindruck hinterlassen wie wenige andere Bücher.

Von den Stars, die ich tatsächlich getroffen habe, hat mich am meisten Marilyn Manson beeindruckt. Da wahrscheinlich nicht jeder mit seiner Musik vertraut ist, sollte ich vielleicht ein paar Worte zu dem Künstler verlieren. Er hatte seine große Zeit vor der Jahrtausendwende. Man kann sagen bis Eminem mit seinen provokanten Lyrics auftauchte, hatte Marilyn Manson das größte Schockpotenzial für sich gepachtet. Das ging schon bei seinem Pseudonym los, das aus zwei amerikanischen Ikonen zusammengesetzt war: zum einem dem Hollywood-Idol Marilyn Monroe und zum anderen dem Massenmörder Charles Manson. Hinzu kam, dass Marilyn Manson so bleich geschminkt war und dazu dunklen Lippenstift und viel Eyeliner trug, dass er immer ein wenig wie aus einem Horrorfilm gestiegen aussah. Dass eines seiner Augen unnatürlich hell war, machte die Sache auch nicht besser. Selbst wenn man weiß, dass die Augenfarbe bei Mr. Manson von einer Kontaktlinse herrührt.

Und natürlich gab es jede Menge Gerüchte über ihn. Viel wurde über seine Sexualität gemunkelt, dann wieder über seine Beziehung zu der Burlesque-Tänzerin Dita von Teese getratscht. Und dann gab es noch Gerüchte, die so abgefahren waren, dass sich lange niemand getraut hat, ihn danach zu fragen. So gab es einige Stimmen im Buschfunk, die behaupteten, er hätte sich die beiden unteren Rippen rausnehmen lassen, um sich selbst mit dem Mund ... na, Sie wissen schon. Nur der Vollständigkeit halber: Das renommierte amerikanische Musikmagazin Rolling Stone wagte sich später tatsächlich, Marilyn Manson diese Frage zu stellen, und er hat das Gerücht mit seiner Antwort entkräftet.

Mich beschäftigten dagegen ganz andere Gerüchte. Zwei Tage vor meinem Interviewtermin sollte Marilyn Manson in München einen deutschen Reporter vermöbelt haben. Nun bin ich nicht besonders schreckhaft, aber ich hatte auch keine Lust, den Punchingball für einen Star abzugeben, der vielleicht einfach nur mal wieder einen Skandal nötig hatte. Muss ich erwähnen, dass ich in Erwartung dieses Interviews den einen oder anderen Schokoriegel extra verdrückte?

Im Interview erwies sich Marilyn Manson dann als ein wahrer Gentleman. Er war höflich und charmant, schlau und belesen, und er hatte tatsächlich etwas zu sagen. Damals war in den USA gerade das Schulmassaker an der Columbine High School verübt worden, und nicht wenige republikanische Politiker versuchten ihn als eine Art geistigen Brandstifter darzustellen. Wie er diese Vorwürfe entkräftet hat, war schon äußerst beeindruckend. Allerdings fiel es mir dennoch schwer, meiner Bewunderung Ausdruck zu verleihen. Wer es nicht glaubt, der kann ja mal versuchen, jemandem ins Gesicht zu blicken, der eine helle und eine dunkle Iris hat.

Jahrelang habe ich meinen Job nur mit Schokolade oder Kuchen als Extra-Kick vor meinen täglichen Live-Sendungen durchgehalten. Das hat auch immer funktioniert, allerdings mit der Folge, dass ich mich beim Abfall des Blutzuckerspiegels noch schlapper fühlte als vorher. Ein absoluter Teufelskreis. Dazu kam, dass es ungemein schwierig war, sich gesund zu ernähren, denn ob bei MTV, auf Festivals oder im Backstage-Bereich von TV-Shows: Überall gab es immer nur Süßes als Hauptcatering. Mit den Jahren wurde das ständige Auf und Ab zwischen Schlappheit und Heißhungerattacken immer schlimmer. Das hat mich wahnsinnig gemacht. Obwohl ich wusste, dass ich eigentlich genug gegessen hatte, gierte ich trotzdem nach immer mehr; vor allem die Lust auf Süßes wollte einfach nicht enden.

Ganz ehrlich, ich weiß nicht, was aus mir geworden wäre, zumindest rein körperlich, wenn ich mein Aha-Erlebnis nicht gehabt hätte. Vermutlich hätte ich weiter Schokoriegel, Kuchen, Eis und so weiter in mich reingefuttert und dann versucht, dass alles mit einer Mischung aus Disziplin und Selbsthass wieder runterzuarbeiten. Sei es im Fitnessstudio oder sonst wo. Vermutlich wäre das auch eine Weile gut gegangen. Gut aussehen ist in dieser Branche nun mal wichtiger, als sich gut zu fühlen, und dafür, dass die Hülle perfekt sitzt, wird so einiges getan. Nicht nur von Frauen.

Ich bin ziemlich sicher: Irgendwann hätte es einen großen Knall gegeben, und mein Körper hätte mir mehr oder weniger deutlich gesagt, dass er sich so nicht länger behandeln lässt. Denn inzwischen war Zucker in allen möglichen Varianten mehr als eine Beigabe, er war die Säule meiner Ernährung. Und so verhängnisvoll auf lange Sicht meine Beziehung zum Zucker auch war, es handelte sich hier ja nicht um eine Abhängigkeit, die gesellschaftlich stigmatisiert wurde. Zwar wurde über Übergewicht und andere Nebeneffekte lamentiert, aber niemand schloss sich auf dem Bahnhofsklo ein, um heimlich Rumkugeln einzuwerfen. Im Gegenteil, es gilt gesellschaftlich als absolut unbedenklich, Süßigkeiten an alle Geschlechter und Generationen zu verschenken, und beide Seiten haben dabei ein gutes Gewissen. Genauso wie ich in Kalifornien mit einem riesigen Bottich Eiscreme vor dem Bildschirm gesessen hatte, genauso sitzen ja auch die Stars auf den Leinwänden, zum Beispiel *Bridget Jones*, in ihren Betten und schaufeln den süßen Trost in sich hinein, während sie sich ihr Herz ausweinen.

Ich war damals an einem Punkt, an dem ich schon ganz gern ohne Zucker ausgekommen wäre, aber es schien mir eher eine lässliche Marotte zu sein, die mir sogar in manchen Situationen gute Dienste erwies.

Was natürlich daran lag, dass ich keine Ahnung von Zucker hatte. Ich wusste nichts. Weder wie er wirkt, noch was ihn so gefährlich macht.

DER GEMEINE KRISTALL

oder

WIE DER INDUSTRIEZUCKER IN DIE WELT KAM

Die Zahlen zum Zuckerkonsum der Deutschen sind erschreckend: Laut Bundesministerium für Ernährung und Landwirtschaft isst jeder durchschnittlich rund 31,3 Kilo Zucker pro Jahr, das entspricht knapp 100 Gramm pro Tag (32 Zuckerwürfel). Es gibt abweichende Zahlen, aber alle liegen bei über 30 Kilogramm. Diese Dosis ist viermal höher als von der Weltgesundheitsorganisation empfohlen, nämlich 25 *Gramm*. Die fatalen Folgen: Immer mehr Deutsche leiden an Übergewicht, Diabetes und schlechten Zähnen. Die Zuckerindustrie argumentiert, dass sich der Pro-Kopf-Verbrauch in den letzten 30 Jahren nicht verändert habe. Ja das stimmt, aber das bezieht sich nur auf den als »Zucker«, bezeichneten Stoff. Im Gegensatz zu früher werden verarbeiteten Nahrungsmitteln heute aber noch zig weitere Zuckerarten zugesetzt, und dadurch kommen weitere 9,9 Kilo pro Person hinzu!

Anfang des zwanzigsten Jahrhunderts veröffentlichte ein deutscher Chemiker eine Studie über die Geschmackszonen auf der Zunge. Seitdem gilt es als Allgemeingut, dass die Sensoren für Süßes an der Zungenspitze sitzen, die für Salziges an den vorderen Seiten, die für Saures dahinter, und auf der Zungenoberseite sitzen die Bitternis-Experten. Das ist im Kern richtig, aber nicht die ganze Wahrheit. Wir sind überall empfänglich für Zucker, nur an der Zungenspitze eben etwas mehr. Die zehntausend Geschmacksknospen im Mund warten alle auf süße Nachrichten, nur die einen in Vollzeit, während die anderen sich dem

Zucker nur im Nebenberuf widmen und hauptsächlich andere Geschmackssorten verköstigen. Darüber hinaus gibt es überall im Körper Rezeptoren für Zucker; im Magen, in der Bauchspeicheldrüse und in der Speiseröhre. Der menschliche Körper ist für Süßes gemacht. Wie in den letzten Jahrzehnten des letzten Jahrhunderts entdeckt wurde, bestehen selbst die Wände der menschlichen Zellen aus Zucker. Die Forschung steht hier noch ganz am Anfang, aber schon jetzt weiß man, dass unsere Blutgruppe in der Struktur der Zellwände festgelegt ist und man ahnt, dass Wucherungen wie Krebs hier ihren Anfang nehmen können.

Die Verarbeitung des Zuckers beginnt schon im Mund mit dem Enzym Amylase. Unser Rezeptorprotein für Süßes hört auf den eingängigen Namen T1R3. Wann immer die Rezeptoren auch nur einen Zuckerkristall erahnen, lösen sie im Körper eine Kettenreaktion aus, eine Geschmacksrezeptorenzelle redet mit der anderen, und bald entsteht ein wildes Geschnatter so wie unter Teenagern, wenn sie glauben, irgendwo Justin Bieber entdeckt zu haben.

Der Zucker, den der Körper aufnimmt, wird mithilfe von Enzymen im Magen-Darm-Trakt zu Glukose gespalten. Im Dünndarm gelangt der Zucker in dieser Form über die Darmwand ins Blut. Dadurch steigt der Blutzuckerspiegel. Gleichzeitig steigt der Insulinspiegel. Insulin ist ein Hormon (gebildet in der Bauchspeicheldrüse), das die Glukose in die Zelle schleust. In den Zellen wird sie »verbrannt«. Brauchen die Zellen die zur Verfügung stehende Glukose gerade nicht, wandeln Muskeln und Leber diese in den Mehrfachzucker Glykogen (die Speicherform der Glukose) um.

Sind auch die Glykogenspeicher vollständig aufgefüllt, weil deutlich mehr Energie über die Nahrung aufgenommen wurde als benötigt, werden überschüssige Kohlenhydrate in Fett umgewandelt und im Fettgewebe gespeichert. Die Folge: Wir nehmen zu.

Das Gehirn liebt Zucker, egal ob natürlich oder industriell hergestellt. Zucker stimuliert das Belohnungszentrum des Hirns, Gute-Laune-Botenstoffe werden ausgeschüttet, wir sind gut drauf. Bei Haushaltszucker ist die gute Laune nach einer Stunde verflogen, man will mehr, und hier entsteht das Suchtpotenzial.

Bei einem Labortest in den 1960er Jahren im Bundesstaat New York gaben Forscher Ratten Frühstückscerealien der Marke Fruit Loops. Es dauerte nicht lange, und die Ratten waren verrückt nach dem Zeug. Für eine Ladung Fruit Loops waren sie bereit, alles zu tun. Sie vergaßen ihre instinktive Scheu und ihre Angst vor Licht. Und wenn die Forscher noch weiter experimentiert hätten, hätte man sie wohl auch dazu bringen können, eine Band zu gründen oder zumindest ein Ständchen zu singen.

Zucker wirkt ähnlich wie Alkohol. Wer schnell trinkt, wird schnell besoffen. Wer viel Zucker einwirft, kann auch hier Rauschzustände erleben.

Unser Geschmackssinn ist so etwas wie der Pförtner des Körpers. Was uns schmeckt, wird reingelassen. Was nicht, muss hingegen draußen bleiben oder wird so schnell wie möglich wieder ausgeschieden. Unsere Vorliebe für Zucker ist angeboren. Alle Kinder auf der Welt mögen Süßes, was nicht überrascht, wenn man bedenkt, dass schon die Muttermilch einen leicht süßlichen Geschmack hat. Es gibt in der Natur kein Gift, das süß schmeckt. Diese Erfahrung haben uns unsere Vorfahren von Generation zu Generation übermittelt. Was süß schmeckt, das kannst du essen.

Das Wort »süß« ist in der Regel positiv besetzt. Das *süße* Leben gilt als schön und erstrebenswert, in Partnerschaften wird das Adjektiv meist als Kompliment verwendet, und ohne *süße* Katzen- und Welpenbilder wäre das Internet ein trostloser Ort, an dem außer Handel mit gestohlenen Kreditkartendaten und Pornografie nicht viel passieren würde.

Der Körper reagiert deshalb so begeistert auf Zucker, weil der süße Geschmack so viel Gutes verheißt. Zum einen Energie – und zwar umgehend – darüber hinaus spendet Zucker auch Trost und lindert Schmerzen. Das gilt nicht nur für den Lolli, mit dem Kleinkinder über ein »Aua« hinweggetröstet werden. In Experimenten wurde tatsächlich nachgewiesen, dass Süßes resistenter gegen Schmerzen macht. Die Probanden konnten nach dem Genuss von Zucker niedrigere Temperaturen ertragen als »normal« versorgte Menschen. Wenn in amerikanischen Krankenhäusern Säuglinge beschnitten werden, erhalten sie einen Nuckel, der zuvor in eine Zuckerlösung getaucht wurde. Medizinisch klassifiziert wird die Substanz dann als Opiat, also als Betäubungsmittel.

Man sieht also, ganz schön viel Wirbel um so einen kleinen Kristall. Dabei ist der Zucker chemisch betrachtet nicht viel mehr als auch nur ein weiteres Kohlenhydrat. Man könnte auch sagen, alle Kohlenhydrate sind in irgendeiner Form Zucker, die Großen haben nur, wie es eben manchmal im Leben ist, ihren eigentlichen Auftrag süß zu sein vergessen, weil sie lieber in Massen rumhängen. Kohlenhydrate entstehen bei einem Vorgang in Pflanzen, der mit dem schönen griechischen Wort Photosynthese bezeichnet wird. Sie sind der Ursprung allen Lebens.

Aber rein molekülmäßig gesehen sind Zucker und Stärke ein und dasselbe, wenn auch die Rezeptoren im Körper bei Zucker an einen Porsche mit allen Schikanen denken, während sie bei Stärke, zumindest wenn sie pur verabreicht wird, eher an eine Käferrostlaube auf dem Schrottplatz erinnert werden und deshalb keinerlei Heißhunger entfalten.

Wenn man jetzt seinen inneren Walter White (der Chemielehrer aus *Breaking Bad*) rausholen will, könnte man sich noch ins Gedächtnis rufen, dass die Zuckermoleküle (also die Kohlenhydrate oder wie wir Griechen sagen: Saccharide) in Einfach-,

Zweifach- und Mehrfachzucker unterteilt werden. Der menschliche Stoffwechsel kann aber nur Einfachzucker verwerten, alles, was größer ist, muss also abgebaut werden. Poly- oder Oligosaccharide wie Hülsenfrüchte sind für die Verdauung eine tolle Sache, weil dabei der ganze Betrieb in Gang gehalten wird und jeder im Körper zeigen muss, was er kann.

Der Zucker in unserem Sinne ist ein Zweifachzucker (griechisch: Discaccharid), der jeweils aus einem Glukose- und einem Fruktosemolekül besteht. Der Glukose-Teil sorgt für den Spaß, die Fruktose reist nur mit, weil sie sich partout nicht abwimmeln lässt. Sie hat zwar auch jede Menge Energie, aber damit kann keiner richtig was anfangen. Wenn der Körper den Zweifachzucker aufspaltet und die Glukose in Energie umsetzt, muss die Fruktose in der Leber abgebaut werden. Das war jahrtausendelang kein Problem, weil reiner Zucker, wenn überhaupt nur in mikroskopisch kleinen Dosen eingenommen wurde – und weil die Fruktose meist in Begleitung von Pflanzenfasern und anderen Ballaststoffen kam, die die Rolle von guten Kumpels spielten, die dafür sorgten, dass die Fruktose nicht mehr randalierte als nötig.

Doch das sollte sich in der Neuzeit ändern.

In unseren Breiten musste, wer Zucker wollte, lange auf Honig zurückgreifen. Von daher gibt es in der Bibel eben auch nur das Land, in dem »Milch und Honig« fließen, von Zucker ist hier keine Rede. So wie jede Rose ihre Dornen hat, hat jede Biene ihren Stachel und sorgte allein schon dadurch dafür, dass der Drang nach Süßem in natürlichen Grenzen blieb.

Zuckerrohr, das einzige in der Natur »freilaufend« vorkommende Disaccharid, blieb über lange Zeit ein Luxusprodukt. Das Rohr, welches auf oberflächliche Betrachter wie ein größenwahnsinnig gewordenes Stück Spargel wirkt, kam von den polynesischen Inseln auf einer langen Reise bis nach Vorderasien. Unsere Breiten blieben ihm verwehrt, weil es es einfach wärmer mag. So kannten es zum Beispiel die alten Römer nur als Luxus-Delikatesse, die nur zu besonderen Anlässen gereicht wurde. Die Perser hatten immerhin so viel davon, dass sie sich einer weiteren Erfindung rühmen konnten, nämlich des Zuckerhuts. Da der Zucker wie erwähnt auch als Trost und zur Linderung von Schmerzen dient, dürften so einige Zuckerhüte nach den Schlachten von Marathon und Salamis in Persien verputzt worden sein.

Der moderne Industriezucker ist in gewisser Weise ein Kuckucksei des Kolumbus. Auf seiner zweiten Reise in die neue Welt nahm Kolumbus einige Zuckerrohrstauden mit, die auf der Insel Santo Domingo angepflanzt wurden. Die Saat ging auf. Das tropische Klima bekam dem Zuckerrohr hervorragend, aus ersten kleinen Beeten wurden riesige Plantagen. Robinson Crusoe, der Held von Daniel Defoes Roman, machte ein Vermögen mit seinen Zuckerrohrplantagen in Brasilien, bevor er auf einer Insel strandete, wo er dann jahrelang Zeit hatte, über seine Sünden nachzudenken.

Zucker war nun das weiße Gold, keine Rarität mehr, aber immer noch ein Luxusartikel. Zuckerrohrpflanzer (die so hießen, weil sie selbst nicht pflanzten) wurden reich und häufig auch krank, weil sie oft und gern vom Zucker naschten. Die Arbeiter auf den Plantagen hingegen, die während der Pausen und auch sonst genauso gerne naschten, blieben gesund. Denn sie nahmen ihren Zucker direkt aus dem Rohr auf, also mit Fasern und Ballast-Stoffen. Hinzu kam, dass Zuckerrohr schneiden eine der härtesten Arbeiten war, die es gab.

Wer sich noch an die TV-Mini-Serie *Dornenvögel* erinnert: Richard Chamberlains Nebenbuhler war Zuckerrohrschneider, und der war sehr stolz auf seinen Job, denn es war die einzige Kuli-Arbeit, die auch von Weißen gemacht wurde, weil sie so hart und so gut bezahlt war. Und seinen ansehnlichen Körper zierte kein Gramm Fett.

Am Anfang des 19. Jahrhunderts verhängte Napoleon über Europa die Kontinentalsperre. Damit wollte er seine britische Konkurrenz in die Knie zwingen. Das gelang nicht, aber auf dem Kontinent war es in Sachen Zucker erst mal Essig. Man suchte dringend nach Ersatz. Dass die gemeine Runkelrübe auch Zucker enthält, war schon im 18. Jahrhundert entdeckt worden, aber erst im 19. steigerte der Chemiker Franz Carl Achard durch Züchtung den Zuckergehalt in der gleichnamigen Rübe. Lag der Saccharose-Gehalt bei dieser Rübe anfangs bei fünf Prozent, konnte Achard ihn bis auf zwanzig Prozent hochtreiben. Als dann noch Justus von Liebig 1834 die Formel von Saccharose entdeckte (für Liebhaber sei sie hier noch einmal aufgeschrieben: $C_{12}H_{22}O_{11}$), gab es kein Halten mehr. Wenn man Bildern trauen darf, sah Justus von Liebig genauso aus, wie man sich einen Menschen vorstellt, der Justus heißt. Aber Liebig war nicht nur ein genialer Wissenschaftler und Unternehmer, sondern auch ein hervorragender Vermarkter und Selbstdarsteller. Was Leute wie er in die Hand nahmen, wurde früher oder später zum Massenprodukt.

Heute ergeben etwa zehn Zuckerrüben ein Kilogramm süßes Endergebnis. War anfangs die Rübenernte noch beinahe ebenso beschwerlich wie die des Zuckerrohrs, konnten nun durch die Industrialisierung gigantische Fortschritte in der Produktion gemacht werden. Die Rüben werden immer noch im Herbst geerntet, aber nun mit Maschinen, die sich auch um Nebenarbeiten wie das Blätterabreißen kümmern. In der Fabrik werden die Rüben gewaschen und dann in dünne Scheiben geschnitten. Mit heißem Wasser wird der Zucker aus den Streifen gepresst. Für die Weiterverarbeitung interessiert nur noch der Rübensaft. Die Rübenschnitzel werden zu Viehfutter. Wie beim Zuckerrohr geht auf dem Weg der Produktion alles Brauchbare an Ballast-Stoffen verloren. Nachdem mit Kalk alle Fremdkörper aus dem Zucker entfernt worden sind, wird der Saft gefiltert und anschließend so lange gekocht, bis das Wasser verdampft ist. Am Ende bleibt ein goldbrauner Sirup, der geschleudert wird, bis die schneeweißen Zuckerkristalle entstehen.

Da nun die Produktion von Zucker quasi überall außer in der Sahara und an den Kälte-Polen möglich war, wurden die kleinen, weißen Kristalle zum Massenartikel. Jetzt, da er in Mengen zur Verfügung stand, konnte Zucker auch als Konservierungsmittel verwendet werden. Ebenso wie Salz macht Zucker Lebensmittel nämlich haltbar, indem er ihnen das Wasser entzieht. Ohne dieses Wasser sind die Mikro-Organismen in der Konfitüre aufgeschmissen und anstatt zu stinken und grüne Blüten zu treiben, sterben sie ganz unauffällig und für Menschen nicht wahrnehmbar.

Das hatte weitreichende Folgen. Zum einen konnten Produkte nun länger haltbar gemacht werden, und zum anderen konnten Konzentrate nun eingefroren, gekühlt in alle Ecken der Welt transportiert und dort wieder aufgetaut und serviert werden.

Ende des 19. Jahrhunderts ging es vielen Amerikanern in den Vereinigten Staaten nicht gut. Sie litten unter »Amerikanitis«, womit umgangssprachlich der Blähbauch, nebst Nebengeräuschen und -düften, gemeint war, der auf den übermäßigen Konsum von Hot Dogs, Beefsteaks, Speck und Schinken – wenn möglich alles gepökelt – zurückzuführen war. Damals war Fett noch der große Bösewicht in der Ernährungswelt.

John Harvey Kellogg war Siebenten-Tags-Adventist und leitete das Battle Creek Sanatorium in Michigan. Dort wollte er seinen Patienten etwas Gutes tun. Also reichte er ihnen Getreideflocken mit Milch, was im Vergleich zu dem Fleisch-Overkill definitiv ein Fortschritt war. Ein kommerzieller Erfolg wurden seine Getreideflocken jedoch nicht, was möglicherweise daran lag, dass er sie unter anderem als ein Mittel anpries, welches geeignet dazu sei, den Masturbationsdrang zu unterdrücken. Selbst wenn man davon ausgeht, dass es eine Zielgruppe gibt, die auf so ein Produkt schon immer gewartet hat; es bleibt zu bezweifeln, ob sich genügend sittlich gefestigte Leute finden, die in Läden gehen, um dort mit fester Stimme eine Ladung John Harveys Gegen-ihr-wisst-schon-was-Flocken zu ordern. Aber Mister Kellogg machte sich eben Gedanken um das Wohl seiner Mitmenschen. So überlegte er zum Beispiel, die Ernährung der Menschheit komplett auf Nüsse (englisch: *nuts*) umzustellen, was aus Sicht von Leuten, die auf Zucker verzichten wollen, gar keine so schlechte Idee ist. John Harveys Zeitgenossen jedoch konnten sich mit dieser Idee nicht anfreunden, sie hielten Kellogg einfach für bekloppt (englisch: *nuts*). Aber selbst da wo kein Erfolg ist, sind die Neider nicht weit. Als John Harvey auf einer Dienstreise in Europa weilte, übernahm sein Bruder das Rezept, fügte – natürlich – Zucker hinzu, und der Rest ist, wie man so schön sagt, Geschichte. Heute gehören Frühstückscerealien auf der ganzen Welt dazu, und obwohl sie exzessiv gezuckert werden, stehen sie noch immer in dem Ruf, irgendwie gesund zu sein. Der Erfolg der Frühstücksflocken beruht zum einen auf der Tatsache, dass Kinder keinen Brei mögen, sondern lieber knusprig spachteln. Zum anderen natürlich darauf, dass die Cerealien (süß) schmecken.

Damit das so bleibt, werden die Produkte ausgiebig an Kindern getestet. Comicfiguren auf den Verpackungen sollen dann für die nötige Quengelei bei den Eltern sorgen. In den Tests bekommen die Kinder verschiedene Portionen serviert und sollen dann Feedback geben. Da es aber auch unter kleinen Kindern Streber gibt, die ohne rot zu werden behaupten, dass sie am liebsten Spinat essen, ist man dazu übergangen, dass die Probanden ihren Lieblingsgerichten Figuren aus der Sesamstraße zuordnen. Da Ernie in der Regel beliebter ist als Bert und das Krümelmonster mit Sicherheit populärer ist als Graf Zahl, kann man hieran die wahren Vorlieben ablesen.

In Natick, Massachusetts, gibt es eine streng bewachte Anlage, die auf den beeindruckenden Namen U. S. Army Natick Soldier Systems Center hört. Hier wird alles getestet, was US-Soldaten im Einsatz am Mann tragen. Von der Uniform über die Ausrüstung bis eben zu den eisernen Rationen. Auch hier sorgte die leichte Verfügbarkeit von Zucker für eine Revolution.

Normale Supermarktware muss in den USA neunzig Tage haltbar sein, beim Militärfutter sind die Anforderungen höher. Dieses Zeug muss mindestens drei Jahre überstehen. Das bekamen die Forscher in Natick bei den MREs (Meals Ready to Eat, etwa: Fertiggerichte) auch hin, allerdings schmeckte das Produkt am Ende so scheußlich, dass manche Soldaten lieber sterben als damit überleben wollten. Langfristig würde eine solche Einstellung natürlich zu Problemen führen. Die Lösung lag mal wieder im Zucker. Als Beimischung half er einerseits die Haltbarkeit zu verlängern und täuschte außerdem noch über den drögen Geschmack der Dauerware hinweg. Aus Sicht der Hersteller eine absolute Win-win-Situation.

Und als die NASA sich daranmachte, den Weltraum zu erobern, war das vielleicht ein großer Schritt für die Menschheit, aber gleich dahinter ein ebenso bedeutsamer Sprung für die industrielle Zuckerproduktion.

Die NASA suchte für die Versorgung ihrer Astronauten nach Lebensmitteln, die nach dem Einnehmen für so viel Energie wie möglich sorgen, aber dann beim Ausscheiden für so wenig Arbeit wie möglich. Unter Weltraumbedingungen war vor allem am Anfang der Raumfahrt jeder Gang aufs stille Örtchen eine Tortur, da konnte die Technologie noch so fortgeschritten sein. Zucker war aus Weltraumfahrersicht also ideal. Die Glukose wurde im Körper verbrannt, die Fruktose in der Leber bearbeitet, und an Ballaststoffen, Fasern und Fibern sollte so wenig wie möglich anfallen.

Was die NASA fand, war *Tang*, ein Orangensaftgranulat, mit

vielleicht einem Hauch Orange, aber dafür sehr hohem Zuckeranteil. Das Produkt war schon in den 1950er-Jahren entwickelt worden. Die Verkäufe liefen anfangs schleppend, doch das änderte sich, als Astronaut John Glenn auf seinem Flug 1962 auch mit Tang-Pulver versorgt in seine *Mercury*-Kapsel stieg. Und als auch die folgenden *Gemini*-Missionen nicht auf Tang-Orangensaft verzichten wollten, bekam das Erzeugnis sogar eine Art Weltraum-Flair. In den Augen mancher wurde es dadurch so etwas wie ein Hightech-Produkt.

Die letzte große Innovation auf dem Gebiet der industriellen Zuckerproduktion war der Boom in Sachen Maissirup. Dieses Erzeugnis gibt es eigentlich schon ziemlich lange, seit dem amerikanischen Bürgerkrieg, um genau zu sein. Aber der große Durchbruch kam erst, als der japanische Wissenschaftler Yoshiyuki Takasaki in den 1960er-Jahren ein Verfahren entwickelte, mit dem Maissirup in Großserie und stark angereichert mit Fruktose hergestellt werden konnte.

Das neue Produkt wurde auf den Namen *High Fructose Corn Syrup* getauft, abgekürzt HFCS. 1967 erwarb die *Clinton Corn Processing Company* in Clinton, Iowa (keinerlei Verbindungen mit ehemaligen Präsidenten oder Kandidatinnen), die exklusive Lizenz zur Herstellung von *High Fructose* Maissirup.

Aus kommerzieller Sicht hat der süße Saft viele Vorteile. Zum einen ist er noch billiger als der sowieso schon preiswerte Industriezucker. Auch weil Mais kräftig subventioniert wird. Und zum anderen ist er, wie es sich für einen Sirup gehört, flüssig. Das heißt, man kann das Zeug bequem einfrieren und noch bequemer bei der Herstellung von Limonaden verwenden. Und genau das wird auch getan. Nun kann so gut wie jede Statistik durch eine andere Statistik entkräftet oder widerlegt werden, aber es gilt als ziemlich sicher, dass die mittlerweile weltweite Verbreitung von HFCS der Hauptgrund dafür ist, dass der Glukosekonsum in den letzten Jahren so enorm angestiegen ist.

Aus der Sicht der Leber ist HFCS eine ebenso große Herausforderung wie Alkohol, weshalb Experten Fruktose scherzhaft auch als »Äthanol ohne Schwips« bezeichnen. Genauso wie übermäßiger Alkoholgenuss zur Fettleber führt, hat Fruktose langfristig denselben Effekt.

Aber auch in anderen Körperregionen richtet das Zeug Unheil an. Durch Fruktose-«Genuss« wird das Hirn nämlich ausgetrickst. Wenn man sich den Bauch vollgeschlagen hat, will das Hunger-Hormon Ghrelin das Signal »Ich bin satt« senden. Zuvor stellt ihm aber die Fruktose – bildlich gesprochen – ein Bein, sodass die Botschaft nicht im Gehirn ankommt. Und gegen Hunger kann man nun mal nichts machen: Man will essen.

Und was den Durst betrifft: Softdrinks sind eigentlich auch salzig – oder zumindest salzhaltig. Aber die Fruktose überdeckt diesen Geschmack. Weil Salz aber durstig macht, will man nach einer Limonade immer mehr trinken, ohne dass der Durst jemals gelöscht wird. Und wie sagt das gute alte Sprichwort: Durst ist schlimmer als Heimweh.

Wenn Kinder als Zielgruppe von klein an auf Süßigkeiten konditioniert worden sind, wird im Teenager-Alter der Staffelstab an die Softdrinks übergeben. Teenager haben meistens Taschengeld, kombiniert mit der Bereitschaft, dies für allen möglichen Blödsinn auszugeben. (Ich weiß, wovon ich rede.) Deshalb werden Limonaden eher nicht mit Comic-Figuren oder Phantasie-Gestalten beworben, sondern lieber mit angesagten Popstars und Fußballidolen.

Seit einigen Jahrzehnten wird HFCS auch isotonischen Getränken beigesetzt, die sich in der Werbung vor allem an Marathonläufer und Triathleten wenden. Ironischerweise macht der Sirup hier sogar Sinn. Ein völlig ausgepowerter Spitzensportler kann damit tatsächlich seine Energiereserven schnell auffüllen, ohne Nebenwirkungen befürchten zu müssen. Nur wird dieses Zeug in der Realität leider vor allem von Leuten getrunken, die von auspowernden Höchstleistungen recht weit entfernt sind.

Aus der Sicht von Kritikern der Zuckerindustrie hat HFCS alles andere als einen guten Ruf. Einige reden einfach nur abfällig vom »Saft«, andere sagen nicht ohne Sarkasmus, dass der getunte Maissirup so etwas wie die Rache der Japaner für den Abwurf der beiden amerikanischen Atombomben auf Hiroshima und Nagasaki ist. Denn sie machen den weit verbreiteten Einsatz von HFCS für einen großen Teil der amerikanischen Gesundheitsprobleme verantwortlich. Sie führen den Aufstieg des Lebensmittelrohstoffs Maissirup unmittelbar auf den amerikanischen Präsidenten Richard Nixon zurück. Denn der wollte um jeden Preis stabile Lebensmittelpreise, und da Zucker, wie in diesen Beispielen gezeigt, gerne dafür verwendet wird, andere Produktschwächen zu kaschieren, hieß billiger Zucker billiges Essen – und deshalb lohnte sich die Subventionierung.

Die beschriebenen Innovationen haben dazu geführt, dass sich viele Lebensmittel äußerlich kaum verändert haben, während gewissermaßen »unter der Haube« so gut wie alles ausgetauscht wurde. Dass unser Geschmack darüber entscheidet, was wir in unseren Körper hineinlassen, wurde schon erwähnt, aber bevor es dazu kommt, isst eben vor allem das Auge mit, dann folgen gleich Nase und Tastsinn. Deshalb sind neben Geschmack eben auch Aroma, Aussehen und Konsistenz wichtig. Und außerdem soll Essen natürlich kaum noch Arbeit machen, gut schmecken und schnell satt machen. Hier kann man mithilfe von Zucker eine Menge erreichen.

Wenn man die letzten Jahrhunderte Revue passieren lässt, muss man anerkennen, dass der Zucker eine atemberaubende Karriere hingelegt hat. Vom raren, umschwärmten Gewürz, wertvoller und teurer als Kaviar, ein Luxusartikel und Statussymbol bis hin zu einem Massenprodukt, das fast überall auf vielfältigste Art und Weise Verwendung findet. Zucker ist in der

Lebensmittelindustrie schon längst viel mehr als eine Zutat. Zucker ist ein Grundbaustein, ohne den viele Nahrungsmittel entweder gar nicht existieren oder so grauslich schmecken würden, dass wir sie niemals anrührten.

Heutzutage gibt es so gut wie keine ungesüßten Lebensmittel mehr. Nur reagieren unsere Rezeptoren noch immer so wie damals, als jedes noch so kleine Zuckerkörnchen eine Sensation und Rarität war. Was das bedeutet, habe ich jahrelang am eigenen Leib erfahren.

Doch wie sollte das enden? Mit Herzkrankheiten, Fettleber, Diabetes? Oder gab es am Ende doch eine Alternative?

ANASTASIAS ANASTASIS

oder

MEINE WIEDERGEBURT

Es würde den dramatischen Unterhaltungswert dieses Buches erhöhen, wenn ich berichten könnte, dass eine schwere Schicksalswendung mir überdeutlich vor Augen führte, dass ich mich mit meinem Zucker-Input auseinandersetzen müsste. Zum Beispiel könnte eine nahe Bekannte von einem Zuckerrübenlaster überfahren worden sein, und dieses Schockerlebnis hätte dann dazu geführt, dass ich plötzlich begriffen hatte, welche Gefahren sich hinter dem Zucker verbergen. Oder hübsch wäre auch ein Vorfall, bei dem eine meiner besten Freundinnen im Urlaub in Rio vom Zuckerhut fiel und sich dabei schwer verletzte und mir dadurch schlagartig klar wurde, auf welch offenbar leichtsinnige Weise ich mit meinem Leben spielte.

Doch leider kann ich mit derlei dramatischen Vorfällen nicht dienen. Die entscheidende Wende meines Lebens kündigte sich ganz unspektakulär an. Wobei sie sich streng genommen sogar überhaupt nicht ankündigte. Wenn ich diese durchaus folgenschwere Entwicklung beschreiben müsste, dann erinnert sie mich eher an einen Film, in dem der Protagonist zum Flughafen hetzt, seinen Flieger um Haaresbreite verpatzt und dann später erfährt, dass die Maschine kurz vor dem Zielflughafen abgestürzt ist. Und der Held nach geraumer Weile begreift, dass ihm ein neues Leben geschenkt worden ist. So jedenfalls fühlte es sich für mich nach einiger Zeit an.

Meine Arbeit machte mir immer noch Spaß, aber die Intensität ließ nicht nach. Teilweise war ich weiterhin sechs, sieben Tage pro Woche eingespannt, so war es keine Überraschung, dass sich eines Tages mein Nacken verspannte. Das ist, glaube ich, jedem schon mal passiert, alles, was mit Rücken und Wirbelsäule zu tun hat, läuft ja in Deutschland inzwischen unter Zivilisationskrankheit.

Die Verspannung beruhigte sich immer wieder, wenn ich mal Zeit zur Entspannung hatte. Aber eine Überseereise inklusive anstrengenden Drehtagen mit Jetlag und 40 Grad Temperaturunterschied führte dazu, dass die Verspannung auf einmal nicht mehr verschwand, sondern sich stattdessen festsetzte und anfing sehr schmerzhaft zu werden.

Ich beschloss zum Orthopäden zu gehen. Ich gehe eher selten zum Arzt, vielleicht hat mich deshalb dieser Besuch so schockiert. Nachdem ich mein Problem geschildert hatte, wurde mein Hals geröntgt, genauer gesagt, ganze sechs Zentimeter davon. Ich wusste sehr wohl zu schätzen, dass man mich nicht unnötiger Röntgenstrahlung aussetzen wollte, aber andererseits hätte es mir auch gefallen, wenn man meine Probleme ein wenig, nun, weitläufiger in Angriff genommen hätte.

In der Diagnose wurde eine leichte Fehlstellung der Wirbelsäule an geröntgter Stelle festgestellt. Um wieder gesund zu werden, schickte man mich zur Physiotherapie, wo mich eine engagierte Therapeutin durch ein paar Übungen lotste, die mir kurzzeitig durchaus halfen, aber ansonsten passierte nicht viel mehr.

Da war ich schon ein wenig enttäuscht. Ein bisschen Rumdrücken an den betreffenden Wirbeln, und das sollte die ganze Heilung sein? Ich würde mich niemals als Experte für ganzheitliche Heilung oder Ähnliches bezeichnen, aber sich einfach nur auf den Ort des Zipperleins zu beschränken, das schien mir doch ein wenig lieblos zu sein. Und tatsächlich tauchten meine Schmerzen nur kurz nach der Behandlung wieder auf.

Zufällig hatte ich im Wartezimmer des Orthopäden in einer Frauenzeitschrift geblättert, in der in den schwärmerischsten Worten über Traditionelle Chinesische Medizin berichtet wurde. Unter anderem wurde TCM, so die Kurzform, auch als Alternative für die Schmerzbehandlung angepriesen. Mit dem Gefühl, nichts zu verlieren zu haben, suchte ich mir eine entsprechende Praxis im Internet heraus.

Sie lag im Berliner Süden und passte in dieser Beziehung sehr gut zu der unspektakulären Manier, auf die sich mein Leben ändern sollte. Die Gegend gehört zu jenen Berliner Vierteln, die weder arm noch sexy sind und meistens im toten Winkel all jener liegen, für die Berlin die angesagte Adresse ist. Es finden sich immer Touristen, die über den Ku'damm flanieren oder in den hippen Bars von Mitte und Kreuzberg ihre Drinks schlürfen, aber durch die etwas abgelegene Einkaufsmeile, in der diese Medizinerin praktizierte, spazierten nur Anwohner und ein paar Leute aus benachbarten Vierteln.

Gespannt klingelte ich an der Tür zur Praxis. Ich war fest entschlossen, mich diesmal nicht so lieblos abfertigen zu lassen wie beim Orthopäden. Denn wer sich schon als Alternative zur herkömmlichen Hausmedizin anbietet, der sollte doch mit seinen Patienten auf jeden Fall etwas freundlicher umgehen. Ich beschloss innerlich, bei jeder Behandlungsdauer unter einer Viertelstunde ein Fass aufzumachen.

Die Anamnese (griechisch für Vorgeschichte) dauerte zwei Stunden.

Meine TCM-Ärztin quetschte mich richtig aus. Dabei fühlte ich mich wie ein Medium, das von einem allwissenden Hellseher befragt wurde.

»Werden Sie seekrank?«, fragte die Ärztin.

Ich nickte.

»Kalte Füße?«

Auch das konnte ich bestätigen.

»Seufzen Sie manchmal unvermittelt auf, oder quälen Sie Albträume?«

Ich war überrascht, angenehm natürlich, ob der Gründlichkeit, aber gleichzeitig war ich auch neugierig. Worauf zielte das alles?

»Haben Sie schon mal über Ihre Ernährung nachgedacht?«, fragte die Ärztin nach einer kleinen Pause.

Auch das konnte ich aus vollem Herzen bestätigen.

Zwar hatte ich meinem Zuckerkonsum noch nicht abgeschworen, aber mir war inzwischen klargeworden, dass ich mich – rein ernährungsmäßig – nicht weiter so gehen lassen konnte.

Ich hatte bereits verschiedene Artikel zum Thema Ernährung gelesen, die mich mit ihrem strengen Ton verunsicherten und mir mehr als deutlich machten, dass es sich bei meinem Körper um ein äußerst filigranes Gebilde handelte, dessen Funktionsfähigkeit ich mit meinen hemmungslosen Schlemmereien jeden Tag aufs Neue aufs Spiel setzte. Daraufhin hatte ich geschworen, mich umgehend zu bessern. Am einfachsten erschien mir dabei, zu meinen Wurzeln zurückzukehren. Die mediterrane Küche war mir vertraut und lieb, also aß ich fortan viel Gemüse, Hülsenfrüchte, Fisch und Geflügel. Obst und Olivenöl selbstverständlich auch. Fast Food und Fertiggerichte waren ab sofort tabu. Meine eiserne Süßigkeitenration versteckte ich in dem hintersten Winkel meiner Wohnung in der Hoffnung, dass ich bei einem Heißhunger-Anfall so lange suchen müsste, dass mir in der Zwischenzeit ein schlechtes Gewissen kommen und ich von meinem frevelhaften Tun ablassen würde. Diese Theorie hatte sich allerdings mehrfach als Wunschdenken erwiesen. Es hatte mehr als eine Heißhungerattacke gegeben, der ich mich schließlich ergab. Aber immerhin hatte ich mich in einem Fitnessstudio angemeldet, und nicht nur das, ich war sogar mehrmals hingegangen.

»Haben Sie schon mal etwas von der Fünf-Elemente-Ernährung gehört?«, fragte nun meine Ärztin, deren Geduld ich mittlerweile grenzenlos bewunderte. Denn seitdem ich ihr Praxiszimmer betreten hatte, war schon über eine Stunde vergangen. Und ich hatte nicht den Eindruck, dass sie sich so viel Zeit für mich nahm, weil sie sich langweilte, denn das Telefon im Vorzimmer hatte in einem fort geklingelt, und ihre Mitarbeiterin vereinbarte freundlich einen Termin nach dem anderen. So langsam begann ich zu ahnen, warum.

»Fünf-Elemente-Ernährung?«, entgegnete ich leicht verwirrt. Ich glaubte mich dunkel zu erinnern, dass in dem TCM-Artikel in besagter Frauenzeitschrift auch davon die Rede gewesen war. Allerdings hatte ich das nicht sonderlich ernst genommen. Wahrscheinlich wieder einer dieser Marketing-Gags, hatte ich bei mir gedacht. Irgendeine flotte Buchstabenkombination, auf die dann alle Leute abfahren, und im nächsten Sommer wird dann eine neue Sau durchs Dorf getrieben.

»Ich kann Ihnen bei unserem nächsten Termin einen Ernährungsplan mitbringen«, schlug die Ärztin vor.

Bevor ich noch meine Überraschung darüber äußern konnte, dass es offenbar noch einen nächsten Termin geben würde, sagte ich ja.

Die Ärztin hielt ihr Versprechen. Bei unserem nächsten Treffen hielt ich meinen ganz persönlichen Ernährungsplan in der Hand. Darin stand eine Reihe von Lebensmitteln, die besonders gut für mich wären. Und eine Reihe mit Dingen, die ich unbedingt vermeiden sollte.

Als Erstes: Hungern.

Das fand ich sehr überzeugend. Eine Diät, die mir das Hungern verbietet, kann schon mal nicht schlecht sein.

Dann folgte noch ein Wort.

»Zucker«, las ich.

»Wenn Sie können, sollten Sie den am besten ganz weglassen.«

Ich ließ das Blatt mit meinem Ernährungsplan sinken. »Ich fürchte, das können wir vergessen«, sagte ich. Schließlich hatte ich schon mehrmals auf eigene Faust versucht, das weiße Gift aus meinem Leben zu verbannen. Zweimal hatte ich mich selbst auf Zucker-Diät gesetzt und mir nur einmal im Monat Schokolade, Kuchen oder ein Eis gegönnt. Aber dann war ich immer wieder rückfällig geworden.

»Ich würde mich freuen, wenn Sie es noch einmal versuchten«, sagte die Ärztin sanft. »Das würde Ihnen wirklich guttun.«

Ich muss zugeben, dass meine Achtung vor der Medizinerin in diesem Moment ziemlich sank. Sie mochte ja sehr engagiert auf ihrem Gebiet sein, aber nun bekam die ganze Sache doch einen Stich ins Fanatische. Für immer und ewig auf Zucker zu verzichten, wie sollte denn das funktionieren?

Zudem enthielten ihre Informationen noch einen weiteren Schicksalsschlag für mich. Die zwei zuckerarmen Jahre, auf die ich so stolz gewesen war, waren in Wirklichkeit gar nicht ohne das süße Gift gewesen. In meiner Naivität hatte ich nur danach geguckt, ob auf den Verpackungen Haushaltszucker verzeichnet war. Dass es noch jede Menge anderer Zuckerformen gab, zum Beispiel fast alles, was auf *-ose* endete, war mir nicht bewusst. Hinzu kamen noch geheimnisvolle E-Nummern und andere Produktbezeichnungen, die alle nichts anderes als Tarnnamen für Zuckerformen waren.[3]

Ich war niedergeschlagen, aber auch ein bisschen wütend, und am allermeisten fühlte ich mich herausgefordert.

Wenn ich meine Beziehung zum Zucker in meinem Leben bis zu diesem Moment hätte beschreiben sollen, hätte ich sie wohl mit einem Typen verglichen. Eine Art Bad Boy wie ihn Mickey Rourke in *9½ Wochen* verkörpert hatte. Einen Typen, den ich zwar

---

[3] Detaillierte Informationen finden sich im Anhang unter »Zucker-Ersatzstoffe«.

irgendwie sehr attraktiv fand, von dem ich aber im selben Moment auch wusste, dass er mir nicht guttun würde.

Und jedes Mal, wenn ich wieder schwach geworden war, redete ich mir ein, dass die Gefahr halb so groß sei, denn schließlich hätte ich alles im Griff. Nun aber änderte sich das Bild; statt an eine verhängnisvolle Affäre erinnerte mich der Zucker nun an einen Stalker, der mir in fast allen Lebenslagen auflauerte und sich dabei nicht mal zu erkennen gab. Das fand ich nun viel weniger charmant. Ich erinnere mich gut, dass mein erster Irrtum Maltodextrin war (die Substanz wird unter anderem in pflanzlicher Milch als Füllmittel verwendet), scheinbar ein ganz harmloses Kohlenhydrat, das nicht einmal besonders süß ist, aber in Wirklichkeit ein waschechter Zucker mit allen Risiken und Nebenwirkungen.

Will man seinen Zuckerkonsum einschränken, muss man jedes Etikett genauestens studieren und die alternativen Begriffe für Zucker kennen – gar nicht so leicht. Auch auf andere Süßungsmittel sollte dabei geachtet werden. Es existieren mittlerweile sehr viele Studien, einige pro andere kontra Süßmittel. Mein Körper und meine Selbstbeobachtung sind am Ende des Tages die Forschungsgegenstände, auf die ich zähle, und ich bekomme tatsächlich Heißhunger, nachdem ich Süßstoff konsumiert habe. Das muss aber letzten Endes jeder für sich entscheiden.

Als grobe Faustregel gilt: Alles, was den Namen »-ose« oder »-sirup« trägt, ist ein Zucker in Lebensmitteln. Je häufiger Namen mit diesen Endungen in der Zutatenliste auftauchen, desto mehr Zucker steckt in ihnen: Saccharose, Dicksaft, Glukose, Glukosesirup, Fruktose, Galaktose, Malzextrakt, Maltodextrine, Fruktose, Glykogen, Rohrzucker, brauner Zucker, Traubenzucker, Süßmolkepulver, Maltose, Invertzucker und so weiter.

Nun war mein Ehrgeiz geweckt. Direkt nach dieser Therapiestunde fing ich an, alle Nahrungsmittel auf ihre Inhaltsstoffe zu überprüfen. Wenn ich etwas nicht kannte, habe ich es aufgeschrieben, abfotografiert und zu Hause nachrecherchiert. In Amerika habe ich später gehört, dass man Leute, die wie ich total auf Etiketten fixiert waren, »Nutrition Ninjas« nennt. Ich fand die Bezeichnung nicht nur wegen ihres fernöstlichen Bezuges sehr passend. Alle Begriffe, die ich auf den Zutatenlisten gefunden habe, schlug ich im Internet nach. Natürlich habe ich nicht immer alle biochemischen Erläuterungen verstanden, wie auch, ich habe Chemie in der Schule gehasst. Traumatische Schulstunden kamen mir wieder in den Sinn, in denen ich vorne an der Tafel stand und nur Bahnhof verstand.

Dann stieß ich aber zum Glück auf Studien aus Amerika, die nicht in Fachchinesisch verfasst worden waren. Verwirrend war allerdings, dass man zu jeder Studie auch immer eine Gegenstudie fand. Zum Beispiel betonte eine, dass Aspartam[4] auf keinen Fall Heißhunger auslöst und die krebserregende Gefahr nicht nachgewiesen werden kann.

Nicht immer konnte ich erkennen, ob es sich um wirklich unabhängige Wissenschaftler handelt. Eine Studie pro Aspartam wurde zum Beispiel von einem Universitätsprofessor veröffentlicht, und natürlich ging ich von völliger Unabhängigkeit aus – alles im Dienste der Wissenschaft. Pustekuchen, die Universität hat jedes Jahr eine Million von der Süßstoff-Industrie für Forschung erhalten. Ja, klar!

So gibt es zum Beispiel zum Ersatzstoff Aspartam 74 Studien, die dem Stoff bestätigen, frei von Risiken für die Gesundheit zu sein. Allerdings stammen die aus dem Umfeld der Industrie. Von 90 unabhängigen Studien werteten 83 die Substanz als risikobehaftet.

---

4 Das ist ein Zucker-Ersatz. Im Interesse der Lesbarkeit habe ich im Anhang in einem Extra-Abschnitt zusammengefasst, was ich dazu zu sagen habe.

Egal wie viel Wissen ich mir anlas, am Ende des Tages habe ich mich auf meine eigenen Beobachtungen verlassen. Auch in Zuckerfragen gilt schließlich: Mein Bauch gehört mir. Ich bemerkte schnell, dass alle Süßstoffe massiven Appetit beziehungsweise Heißhunger bei mir auslösten. Genauso Geschmacksverstärker. Also – weg damit.

Um diesmal jegliche Fehler zu vermeiden, ließ ich alles weg, was ich nicht eindeutig zuordnen konnte. Das erwies sich im Nachhinein als sehr richtig, denn wann immer eine Zutatenliste lang war und sich wie eine Liste von Chemikalien las, waren entweder versteckte Zuckersorten oder Geschmacksverstärker bis hin zu Konservierungsstoffen enthalten. Ich beschloss bald, nur noch frisch zu essen. Außer natürlich lebenswichtige Produkte wie zum Beispiel Ketchup, Senf, Tomatensauce aus dem Glas, Mandelmus, pflanzliche Milch ... Von wegen: Überall steckte Zucker drin! In meinem Senf, in der Spaghetti-Tomatensauce, in Apfelmus, Joghurt, Saft, Putenaufschnitt, Sojasauce, Sojamilch, Chips, Studentenfutter, Sauerkraut, sauren Gurken und und und. Ich fühlte mich regelrecht verarscht von einer Nahrungsmittelindustrie, die überall eine Billigzutat hineinschummelt, die uns dazu verleiten soll, noch mehr zu konsumieren, und die dabei möglichst schlecht erkennbar ist.

Nun wurde mir klar, warum meine vorigen Versuche fehlgeschlagen waren. Es schien kaum Nahrungsmittel ohne Zucker zu geben! Aber inzwischen war ich angefixt. So leicht wollte ich nicht aufgeben. Von nun an ging ich nur noch mit Lupe shoppen und einer Liste der von mir recherchierten Begriffe für Zucker.

Ich kaufte bald nur noch im Biomarkt ein, da ich dort nach einigem Suchen alle Nahrungsmittel – so auch Senf und Tomatensauce – ohne Zucker fand. Natürlich hieß das aber auch, dass ich mehr Geld für weniger ausgab.

Trotzdem bin ich der Meinung, dass jeder, der es sich leisten kann, in Biomarkt einkaufen sollte. Und zwar nicht, weil ich stille Teilhaberin der mächtigen Zampounidis Bio GmbH & Co. KG bin, der in ganz Deutschland drei Viertel aller Biomärkte gehören. Sondern aus puren marktwirtschaftlichen Überlegungen. Ich kann verstehen, dass es Leute gibt, die sagen, dass ihnen Bioprodukte vielfach immer noch zu teuer sind. Wenn aber alle, die sich bio leisten können auch bio kaufen, steigt die Nachfrage, und das führt nach Adam Smith dazu, dass mehr Anbieter auf den Markt drängen und so die Preise purzeln, ergo Bio-Produkte für mehr Leute erschwinglich werden. Die Entwicklung der letzten Jahre scheint mir recht zu geben.

Während ich beispielsweise am Anfang meiner zuckerfreien Karriere nur beim Biobäcker Brot ohne Zucker fand, hat sich mittlerweile sehr viel getan. Jetzt ist zuckerfreies Brot fast überall erhältlich, und immer weniger Verkäuferinnen gucken verwundert, wenn man sie danach fragt. Heute, zehn Jahre später, kann man durchaus auch preiswert zuckerfrei durchs Leben gehen. Man sollte auch nicht auf alle trendy Verkaufsmaschen reinfallen, wie zum Beispiel vegan, laktosefrei, glutenfrei und so weiter. Viele Produkte waren schon immer laktosefrei oder vegan, kaum schreibt man es aber drauf, ist es gleich teurer.

Nachdem ich mir eine ausreichend große Liste von garantiert zuckerfreien Lebensmitteln zusammengestellt hatte, kam die nächste Herausforderung. Ich musste mir über mein Verhältnis zum Zucker klarwerden. »Zucker, wir müssen reden«, dachte ich mir. Aus wissenschaftlicher Sicht wird immer noch gestritten, ob man im Zusammenhang mit Zucker tatsächlich von einer Sucht reden kann. Einige Forscher unterstützen diese These. Sie weisen darauf hin, dass das Gehirn bei Zucker ebenso wie bei anderen Suchtmitteln auf Stimulation reagiert und so letztlich immer abhängiger wird. In den USA wurden sogar Experimente durchgeführt, bei denen Kokainabhängigen Zucker gewissermaßen als »Ersatzdroge« untergeschmuggelt wurde.

Sollte ich den Zucker in meinem Leben reduzieren oder ganz weglassen? Die Empfehlung meiner Ärztin ging in Richtung Totalverzicht, aber bei unserem zweiten Treffen nutzte ich die Gelegenheit, mir noch ein Hintertürchen offen zu halten.

»Wie seht es denn mit Honig und Agavendicksaft aus?«, fragte ich hoffnungsvoll. »Muss ich die auch weglassen, oder kann ich die als Stellvertreter für Zucker essen?«

Meine Ärztin überlegte. »Nun, wenn es gar nicht anders geht«, antwortete sie schließlich. »Aber aus der Sicht des Körpers sind auch Honig und Agavendicksaft ganz klar Zucker.«

Das gab für mich den Ausschlag. Ich ging in mich und überlegte, wie es um meine Zuckerbeziehung stand. Letztendlich wusste ich Bescheid, ich musste niemandem etwas vormachen. Es war mir egal, dass die Fachleute immer noch diskutierten, ob es eine echte Zuckerabhängigkeit gibt oder nicht. Für mich war mein Verlangen nach Zucker ganz klar eine Sucht, und alle meine Träumereien davon, dass ich mit Zucker irgendwie in kleinen Mengen würde umgehen können, waren schlicht und einfach nur Selbstbetrug. Da ich damals noch eine Einzelkämpferin in Sachen Zuckerfreiheit war, fiel mir als Vergleich nur ein Alkoholiker ein. (Was ich, um eventuellen Nachfragen vorzubeugen, *nicht* bin.) Auch der kommt von seiner Droge nicht los, wenn er fortan Orangensaft trinkt, den aber – quasi zum Abgewöhnen – immer mit einem Schuss Wodka versetzt. Also hieß es für mich: ganz oder gar nicht.

Und damit waren wir beim nächsten Problem. Um meinen Körper vom Zucker zu entwöhnen, musste ich mindestens 21 Tage zuckerfrei durchhalten. Mir stand also eine Art *Cold Sugar Turkey* bevor. Und diese Herausforderung machte mir schon ein bisschen Bammel. Denn wenn ich ehrlich bin, mein *Main Feature* in Sachen Disziplin ist meine Disziplinlosigkeit.

Auf meinem Schreibtisch herrscht das absolute Chaos, Kenner würden sofort eine routinierte Zauderin erkennen, die alles

Mögliche so lange aufschiebt, bis es sich vielleicht sogar von selbst erledigt hat. Und alle Versuche, mit To-do-Listen und Zeitmanagement mein Leben zu organisieren, endeten bislang in Fehlschlägen. Es mag ja sein, dass es einen mit Glück erfüllt, wenn man auf einer Liste einen Punkt als »erledigt!« abhaken kann, aber mir machen die vielen unerledigten Aufgaben immer ein total schlechtes Gewissen.

Hier würde ich mich also auf völlig neues Terrain begeben. In allen wichtigen Momenten meines Lebens habe ich bisher einfach alles auf mich zukommen lassen, und damit war ich mal mehr, mal weniger erfolgreich gewesen. Diese große Umstellung meiner Ernährung, ja meines kompletten Alltags!, musste ich nun besser vorbereiten.

Also machte ich mich schlau. Meine zuverlässigen amerikanischen Quellen im Netz sagten, mögliche Nebenwirkungen wären Kopfschmerzen, allgemeines Miesfühlen, und auch die Hormone würden verrückt spielen. Ich überlegte weiter. Wie sollte ich mit meiner klassischen Unorganisiertheit eine solche Aufgabe stemmen?

Um mich einigermaßen an Parallelmodellen orientieren zu können, informierte ich mich in Nichtraucherforen darüber, wie man dort von seiner Sucht loskam. Es gab dort viele originelle Ideen und Tipps. Ein User meinte, man solle mit sich selbst einen Vertrag abschließen, in dem man sich verpflichtet, für die nächsten drei Wochen auf sein geliebtes Gift zu verzichten. Das hätte dann etwa so ausgesehen:

»Hiermit verspreche ich, Anastasia, dass ich die nächsten drei Wochen keinen Haushaltszucker, in welcher Form auch immer, zu mir nehmen werde.«

Das Ganze sollte man dann mit Datum und Unterschrift versehen und an einer gut sichtbaren Stelle über seinem Schreibtisch platzieren. Damit man jeden Tag an das eigene Versprechen erinnert wird.

Ich bezweifle nicht, dass diese Methode bei ihm funktioniert hat, allein bei mir hatte sie wenig Sinn. Ich habe sogar den Versuch gemacht, einen solchen Vertrag mit mir selbst abzufassen, aber dabei kam ich mir wie eine Pfadfinderin vor, die ich nie in meinem Leben gewesen bin, und am Ende überzeugte mich die Sache nicht. Und wenn ich nicht dran glauben kann, funktioniert es bei mir auch nicht. Aber vielleicht hilft dieser Tipp ja anderen Interessenten.

Ein weiterer Vorschlag war, dass man Tagebuch über seine Erfahrungen schreibt und sich so bei der Stange hält. Auch dies ist sicherlich eine nützliche Idee, aber auch nicht für mich geeignet, denn nach meiner Crash-Diät-Erfahrung hatte ich keine Lust, durch das Schreiben den ganzen Tag nur noch mehr an Zucker zu denken. Aber auch hier gilt, vielleicht kommen andere mit diesem Vehikel weiter.

Als Drittes wurde empfohlen, überall im Bekanntenkreis von dem Vorhaben zu erzählen, auf dass der soziale Druck zum Durchhalten unermesslich groß würde. Auch da war ich mir sicher, dass dies bei mir niemals funktionieren würde, dazu lasse ich mich viel zu wenig von fremden Meinungen beeindrucken.

Ich beschloss also, mich in Sachen Zuckerfreiheit ohne rettende Strategie zu versuchen. Ich erzählte niemand von meinen Plänen, sondern fing einfach an. Und dann passierte etwas – wir leben schließlich im Zeitalter der Clickbaits, da muss man mit solchen Sätzen arbeiten –, mit dem ich niemals im Leben gerechnet hätte.

Schon nach ein paar Tagen erlebte ich einen absoluten Rauschzustand. Und zwar ohne jeden Beigeschmack von Sucht. Zwar hatte ich ab und an auch ein paarmal leichte Kopfschmerzen, das war aber nichts im Vergleich zu den Glücksgefühlen, die mich fortan durchströmten.

Irgendwie musste mich mein Unterbewusstsein auf diese Aufgabe perfekt vorbereitet haben. Das wusste: Dies ist jetzt dein Ding. Das ziehst du durch.

Und nach drei Wochen durchfloss mich ein Glücksgefühl, das tiefer befriedigend war als alles andere. Okay, tiefer befriedigend als fast alles andere. Aber dennoch. So etwas hatte ich noch nie erlebt. So etwas hatte ich nicht erwartet. Ich war durch und durch erfüllt von Kraft, Energie und Leben, es war geradezu ein Rauschzustand. Ich fühlte die Sonne intensiver, spürte eine ganz andere Verbindung mit meinem Körper, und mit einer neuen Leichtigkeit flog ich geradezu durch den Alltag.

Bei diesem großartigen Start war es für mich keine Frage, ob ich mit dem zuckerfreien Dasein weitermachte oder nicht. Im Rückblick glaube ich, dass meine Herangehensweise genau die richtige gewesen ist. Es wäre äußerst fatal, wenn ich mich in eine Art Zwangsjacke gesteckt oder mich lauter Regeln unterworfen hätte. Als ich nach drei Wochen mit dem Entzug durch war, legte ich noch drei Wochen drauf. Denn inzwischen hatte ich gelesen, dass es sechs Wochen dauert, um eine Sucht aus dem Gehirn zu verbannen. Als ich damit fertig war, musste ich vor Freude fast heulen. Dann dachte ich mir: Piepegal. Und heulte richtig. Vor Glück.

PS: Anastasis ist nicht nur das altgriechische Wort für Wiedergeburt, sondern damit wurde im Mittelalter auch das Wiederaufsteigen nach der Höllenfahrt bezeichnet. Mein Name ist somit in doppelter (christlicher) Hinsicht Programm! Ich komme schließlich aus der Zuckerhölle.

PPS: Nun bleibt zum Abschluss dieses Kapitels nur noch eine Frage offen: Wie finden Sie den TCM-Arzt Ihres Vertrauens?

Als Erstes: Preise vergleichen. Die günstigeren sind meistens die redlichen, weil sie die Heilung und nicht den Profit in den Vordergrund stellen. Und immer persönlichen Empfehlungen nachgehen. Natürlich gibt es auch Scharlatane, Leute die an drei Wochenenden Akupunktur gelernt haben wollen. Lassen sie sich Qualifikationen zeigen. Meine TCM-Ärztin in Berlin hat erst in Deutschland Medizin studiert und ist dann für ein paar Jahre nach China gegangen, um dort TCM zu lernen. Ich halte die Kombination der westlichen und östlichen Medizin für sinnvoll.

Sobald man mit dem Zuckerentzug beginnt, stellt sich auch ein klarerer Blick auf Menschen ein. Vertrauen Sie Ihrem Gefühl. Nimmt sich ein Arzt aber weniger als eine Stunde Zeit im ersten Gespräch für Sie, gehen Sie da bitte nicht noch mal hin.

Jeder sollte nach einer ausführlichen Anamnese seinen ganz persönlichen Plan erhalten. Natürlich basiert das Wissen auf Beobachtungen und Erfahrungen, nichtsdestotrotz sind wir alle verschieden, und das kann ein Facharzt der TCM gut erkennen. Deswegen würde ich jedem diese Investition empfehlen, es sei denn, Ihre Krankenkasse übernimmt die Kosten. Das variiert und hängt von Ihrem Vertrag ab. Die Anamnese und anschließender Diätplan sollten aber 250 Euro nicht überschreiten. Das Geld ist es auf jeden Fall wert!

Es gibt zum Reinschnuppern auch Bücher, in denen Tests angeboten werden, aber bitte nur zum Reinschnuppern und als erste Orientierung. Wenn Sie handfeste chronische Beschwerden oder akute Schmerzen haben, sollten Sie wirklich einen TCM-Arzt aufsuchen!

PPPS: Und was ich sonst noch zum Thema TCM zu sagen habe, erfahren Sie im nächsten Kapitel.

TCM

oder

ALLES ANDERE IST KALTER KAFFEE

»Eure Nahrungsmittel sollen eure Heilmittel, und eure Heilmittel sollen eure Nahrungsmittel sein«, so sprach Hippokrates. Vielleicht war er ja mein Urururgroßvater, denn der Arzt aus dem antiken Griechenland um die 400 Jahre v. Chr. spricht mir aus der Seele. Er maß der Nahrung eine große Rolle zu, um gesund zu bleiben bzw. zu werden.

Ernährung kann so viel mehr als uns nur am Leben erhalten. Sie kann körperliche, geistige und emotionale Wirkungen hervorrufen. Wir alle kennen Phänomene wie Essen zum Stressabbau, Belohnen, Trost, Ablenken, Verdrängen … Man kann solche Gewohnheiten zum Guten wenden, indem man das »Richtige« isst, und somit den Körper wie auch emotionale Bedürfnisse versorgen.

Ich gebe zu, einiges mag abgedreht klingen, auch ich war zunächst etwas überfordert mit den unterschiedlichen Ebenen der TCM, aber was mich am Ball bleiben ließ, war die Tatsache, dass man an nichts glauben muss, sondern sich nur an den Plan halten, und die positiven Resultate treten automatisch ein. Zu Beginn ging es mir auch nur um den reinen Ernährungsplan, das Spirituelle habe ich einfach überlesen. Später wurde ich mir der anderen Ebenen bewusst, auch dadurch, dass Effekte auftraten, mit denen ich nicht gerechnet hatte.

Denn ich hatte schon mal etwas ungewöhnliche Phänomene im Zusammenhang mit meiner Nahrungsaufnahme beobachtet. Als ich diese meinem damaligen Freund und auch meinem

Bruder erzählte, kam von der Seite meines Freundes großes Gelächter auf. Mein Bruder überlegte, ob man nun nicht doch mal die 112 wählen sollte...

Das Phänomen: Ich bin vor 2006 und meiner TCM-Hinwendung jeden Tag essen gegangen, damals schon gern um 18 Uhr, aber da die meisten eher um 20 Uhr zu Abend essen wollen und ich gern in Gesellschaft esse, bin ich natürlich regelmäßig Kompromisse eingegangen. Dabei bemerkte ich, dass ich in den Nächten, nachdem ich spät rotes Fleisch gegessen hatte, immer Albträume bekam. Das fiel mir auf, weil ich meistens Fisch oder Geflügel aß und das oft zu früheren Tageszeiten. Kam es aber zu der Kombination von »spät« und rot«, war es irgendwann nicht mehr zu übersehen. Allerdings kannte niemand um mich herum dieses Phänomen, und ich hatte bislang noch nirgendwo davon gehört oder gelesen.

Meine TCM-Ärztin war der erste Mensch, der nicht den Kopf schüttelte, als ich ihr davon erzählte. Ich war erleichtert. Sie verstand mich – also bin ich gar nicht verrückt. (Gut zu wissen.)

Das tolle an der Fünf-Elemente-Ernährung ist die individuelle Ausrichtung. Von fünf Elementen spricht man, weil fünf Organen fünf – ja, genau – Elemente zugeordnet sind: Holz, Feuer, Wasser, Metall und Erde. Die Elemente wirken im Idealfall in völliger Harmonie. Die Milz entspricht der Erde. Die Leber entspricht dem Element Holz. Feuer steht für das Herz. Metall für Lunge und Darm. Wasser für die Nieren und – nicht völlig überraschend – für die Blase. Jedes Lebensmittel füttert ein Organ mit »seiner« Energie, der jeweils eine Geschmacksrichtung zugeordnet ist. Zucker jedoch ist Futter für nichts und führt nur zu einem Qi-Ungleichgewicht und anschließendem Qi-Stau. Die hohe Kunst verlangt, dass man jeden Geschmack in jede Mahlzeit einfügt, und es gibt auch eine bestimmte Reihenfolge, in der man Zutaten hinzufügt. Das ist aber keinesfalls Pflicht.

Die Fünf-Elemente-Ernährung der TCM war nicht nur Auslöser für meinen Zuckerverzicht, sondern sie half mir auch durchzuhalten. Diese Ernährungslehre basiert auf dem jahrtausendealten (circa 3000 Jahre) Wissen, den Beobachtungen und Erfahrungen der traditionell chinesischen Medizin. Sie ist neben der Kräuterheilkunde, Tuina Massage, Akupunktur und Qi Gong eine von fünf Säulen der fernöstlichen Medizin. Nicht nur der Körper, sondern auch der Geist und die Seele sollen durch die Nahrung optimal versorgt werden. Wem das Wort »Seele« zu verstiegen klingt, der kann auch zumindest in der Anfangsphase von Emotionen oder Gefühlen reden.

Ich benutze das Wort Diät in diesem Buch in seiner ursprünglichen altgriechischen Bedeutung: Essensplan. Mit der Fünf-Elemente-Ernährung wird ein Übergewichtiger automatisch abnehmen, aber darum geht es nicht in erster Linie. Gesundheit, Vorsorge, Wohlbefinden und Glücklichsein sind wichtiger als alles andere.

Seit mehr als zehn Jahren dreht sich in meiner Ernährung alles um mein Qi (Tschi ausgesprochen)! Qi Gong bedeutet zum Beispiel: »Die Arbeit am Qi«. Durch Bewegung und Atemtechnik wird dem Qi im Körper auf die Sprünge geholfen. Die Akupunktur stimuliert das Qi, das mit Nadeln einen eventuellen Qi-Stau auflöst.

Bei unserer Geburt erhalten wir unser vorgeburtliches Qi, je nachdem wie wir leben, bleibt davon auch noch im hohen Alter etwas übrig. Mit Qi wird unsere Lebensenergie im Körper bezeichnet. In unserem Innern ist alles in Bewegung: Blut, Wasser, Nahrungsmittel, Nährstoffe. Das oberste Ziel ist, das Qi so schnell wie möglich fließen zu lassen. Isst man »richtig«, schießt das Qi durch den Körper, man fühlt sich fit, und Krankheiten können nicht entstehen. Durch eine »falsche« Ernährung kann es zu einem Qi-Stau kommen. Nach jahrelangem Stau können Krankheiten entstehen. Erst leichte Beschwerden wie

Schlappheit oder Kopfschmerzen oder wie bei mir damals Nackenverspannungen. Qi-Killer sind übrigens auch Mikrowellen, Tiefgekühltes, Dosen oder Plastik-Verpackungen – und Frittiertes! Nachdem ich drei Jahre lang keine Pommes mehr gegessen habe, wollte ich mich nach einem total miesen Tag mal mit einer Portion trösten. Ich habe sie früher geliebt, kein Wunder, so viel Fett wirkt natürlich als Geschmacksträger. Gesagt, getan. Ich ignorierte den penetranten muffigen Ölgeruch an der Pommesbude. Immerhin ließ ich Mayo und Ketchup weg, denn darin ist ja Zucker. So schlimm war's dann doch nicht. Also nur mit Salz.

Mann, war mir danach schlecht. Als ob ich Ziegelsteine im Magen und Verdorbenes gegessen hätte. Mein Magen war solche Mengen an Fett nicht mehr gewöhnt. Im Grunde sind Pommes misshandelte Kartoffeln, weil ihnen das Qi komplett entzogen wird durchs Frittieren. Tote Kartoffeln = keine Energie, also fühlt man sich auch dementsprechend. Das waren die letzten Pommes meines Lebens. Seitdem grille ich (Süß-)Kartoffeln im Ofen zu Chips: leicht, locker, lecker! Die Gemüse-Chips, die es im Biomarkt gibt, sind zwar auch ohne Zucker, aber dafür leider ebenfalls totfrittiert. Weder Qi-förderlich noch kalorisch sinnvoll.

Eine Kalorie ist nicht gleich eine Kalorie. Ich kann 1500 Kilokalorien als Schweinshaxen und anschließend Schlagsahnetorte zu mir nehmen oder als Nüsse, Avocado, Haferflocken und Datteln. Dabei werde ich nur mit der ersten Variante zunehmen, da diese Nahrungsmittel unser Qi nicht zum Fließen bringen, und jeder Qi-Stau führt langfristig zu Übergewicht.

Im Leben hat alles zwei Seiten, im Taoismus wird dieser Dualismus Yin und Yang genannt. Man teilt hier alles, was man zu sich nimmt, in wärmende und kühlende Nahrungsmittel ein – und zwar nachdem man sie verzehrt hat. Die kühlende thermische Energie nennt man Yin, die wärmende Yang. Besteht ein

Ungleichgewicht zwischen beiden, kann es langfristig zu Krankheiten kommen.

Bei mir war dieses Ungleichgewicht durch meinen massiven Zuckerkonsum groß. Ein westlicher Arzt hätte lange Zeit kein organisches Problem diagnostiziert, erst wenn meine Milz oder Leber gestreikt hätte. In der TCM wird die Schwäche eines inneren Organs frühzeitig entdeckt, sodass man von vornherein Krankheiten vermeiden kann.

Generell nehmen wir Menschen in den westlichen Industriestaaten zu viele kühlende Nahrungsmittel zu uns. Die sind für sich genommen nicht ungesund, die Menge führt aber zum Ungleichgewicht. Der Körper muss dieses Ungleichgewicht permanent ausbalancieren – dazu benötigt er mehr Energie. Man fühlt sich schlapp oder immer noch hungrig, obwohl unsere Nahrung uns doch eigentlich satt machen und mit Energie versorgen sollte. Jeder, der nach dem Essen platt auf dem Sofa liegt, kennt diesen Effekt. Ich kenne ihn auch, aber mittlerweile nur noch aus der Erinnerung. Inzwischen kann ich schon eine Stunde nach einer Mahlzeit richtig heftigen Sport machen; vorausgesetzt, ich habe Lust dazu (was nicht immer der Fall ist).

Hungern kühlt übrigens auch aus, deswegen stand die Empfehlung, das unbedingt zu vermeiden, auch gemeinsam mit dem Zuckerverzicht ganz oben auf meinem Diätplan. Wenn ich an all die untergewichtigen Models denke, die schon in jungen Jahren ihrem Körper großen Schaden zufügen durch die jahrelange Unterversorgung der inneren Organe ... Das ist schon traurig.

Kühlende Nahrungsmittel wie Kuhmilchprodukte, Schweinefleisch, Zucker, Alkohol oder Weizen finden sich alle auf unserem täglichen Speiseplan, und das nicht zu knapp. Auch einige Obstsorten wie Rhabarber, Honigmelone oder Kaki sind kühlend. Man kann nun die kühlenden reduzieren und wärmende vermehrt zu sich nehmen. Wärmende Speisen wären zum Beispiel weißes Fleisch, Hirse, Walnüsse, Hafer, Trockenobst. Auch einige Frischobst-Sorten wärmen, trotz ihrer eigenen natürlichen Süße: süße Kirschen, Aprikosen, Pfirsich und Granatapfel. Während Kuhmilchprodukte kühlend sind, sind Ziegen- und Schafprodukte wärmend.

Dann gibt es auch noch neutrale Nahrungsmittel wie zum Beispiel Hülsenfrüchte, Rindfleisch, Hühnerfleisch, Weintrauben, Brombeeren, Himbeeren, Reis oder Datteln und Feigen. Oder auch Couscous, Dinkel, Amaranth, Quinoa, Roggen, Hirse, Polenta und Maiskolben. Neutrale Nahrungsmittel sind für alle Konstitutionstypen immer unbedenklich.

Eine Änderung des Wohlbefindens wird nicht von heute auf morgen zu verspüren sein. Das war bei mir auch nicht anders, schließlich hatte ich 37 Jahre lang an meinem Ungleichgewicht gearbeitet, ja die Schieflage geradezu zementiert. Doch Geduld zahlt sich aus. Schon nach ein paar Wochen merkte ich, wie ich mehr Energie hatte.

Förderlich für das Qi ist außerdem saisonales und regionales Essen und Frischkost. Nahrungsmittel, die unreif gepflückt wurden, weil sie einen weiten Weg zu Land oder durch die Luft hinter sich bringen müssen, in Plastik oder Dosen eingeschweißt oder tiefgefroren, besitzen alle kein Qi mehr. Die Inhaltsstoffe sind noch vorhanden, aber in der TCM interessieren weder Vitamine noch Mineralstoffe, da man bei abwechslungsreicher und frischer Kost eh genug davon zu sich nimmt. Wenn man sich also vorrangig aus der Region versorgt, tut man nicht nur der Umwelt einen Gefallen, nein, man tut sich auch selbst etwas Gutes.

In unseren Breitengraden kommt es oft vor, dass wir frieren (hallo, Frauen!) oder erschöpft sind. Uns hilft mehr Yang in der Ernährung, also Lebensmittel, die uns aus dem Inneren wärmen. Und da kommt der Zucker ins Spiel: Zucker ist nach dem Verzehr nur kühlend – egal in welcher Kombination! Wenn man zu viel davon zu sich nimmt, entsteht ein Ungleichgewicht, wir sind schlapp, frieren, haben Heißhunger und können zum Beispiel eben auch Nackenverspannungen entwickeln. Es gibt mehrere Leitbahnkreise in unserem Körper, an denen jeweils Beschwerden oder Krankheiten andocken. Neben Frieren können auch Tinnitus, Menstruationsbeschwerden oder PMS auftreten.

Es gibt einige kühlende Obstsorten wie Zitronen, Ananas Melone, Mango oder Papaya, die aber bedenkenlos verzehrt werden können, wenn 30 Grad im Schatten herrschen. Und hitzige Naturen, die zu Überaktivität neigen, fahren in der Regel gut mit kühlenden Lebensmitteln. Letztendlich entscheidet der eigene Körper, was gut für einen ist. Ich würde niemals einen Salat-Teller im Winter essen wollen, aber im Griechenlandurlaub bei fast 40 Grad sehr gern! Und genauso hätte ich nie Lust auf eine Ananas zu Weihnachten. Acht Jahre lang habe ich keine Kiwi oder Banane gegessen, und nach TCM ist auch eine Orange oder Kiwi, die ich im Winter esse, nicht gesund, sondern ein Energiekiller. Zum Glück habe ich dann eines Tages auf Kreta Kiwis entdeckt. Die konnte ich nicht nur nach TCM bedenkenlos verzehren (war ja im Sommer), sondern die haben auch gut geschmeckt.

Das Ungleichgewicht bei zu viel kühlenden Lebensmitteln hat auch eine organische Schwäche zur Folge – und das hat direkte Folgen auf das Wohlbefinden. Denn die TCM ordnet jedem Organ nicht nur ein Element, sondern auch eine bestimmte Emotion zu. Bei mir hatte mein extensiver Zuckerkonsum eine Milz- und eine leichte Leberschwäche zur Folge.

Bei der Milzschwäche kann es zu einem starken Hang zur Grübelei kommen. Wenn bei mir ein Problem anstand, egal ob beruflich oder privat, zermarterte ich mein Gehirn stundenlang und konnte ewig nicht schlafen. Mit etwas Glück versank ich wenigstens im Morgengrauen in einen kurzen Schlummer, aber manchmal wurde auch eine völlig durchwachte Nacht aus meinen Sorgen. Am nächsten Tag fühlte ich mich dann wie gerädert und war natürlich noch weniger in der Lage, meine Probleme zu lösen. Diese Grübel-Grusel-Nächte gehören seit meinem zuckerfreien Leben der Vergangenheit an.

Nachdem ich das Prinzip der TCM verstanden hatte, waren meine nächsten Schritte klar. Ich ließ den kühlenden Zucker weg und ebenso Schweinefleisch, Weizen und Kuhmilchprodukte. Dafür kamen warme Lebensmittel auf den Speiseplan, die ich zudem auch nur noch warm verzehrte. Denn ich will mich ja von innen wärmen. Da ich seit Jahren darauf verzichte, fehlen mir die kühlenden Nahrungsmittel auch nicht mehr. Im Gegenteil finde ich tatsächlich, dass Kuhmilch stinkt und auch rotes Fleisch eklig ist. Man kann tatsächlich jede Konditionierung verändern.

Das Aufwärmen meiner Nahrung ziehe ich konsequent durch. Ich röste auch alle Samen und Kerne vorher an, damit »yangisiere« ich sie, führe ihnen also mehr Energie zu. Dadurch wärmen sie auch mich. Statt des Zuckers esse ich die wärmenden Obstsorten wie die bereits erwähnten getrockneten Datteln, Rosinen und ich trinke Direktsaft ohne Zusatz von Haushaltszucker. Im Winter dünste ich sogar mein Frischobst kurz an, mache quasi Kompott daraus. Roten Traubensaft trinke ich auch, aber nur ohne Zusätze. Und nur etwa 100 ml, gemischt mit 200 ml warmem Wasser. Man darf nie vergessen, dass Saft ein Vielfaches seines Volumens an Obstmenge bedeutet. 750 Gramm Weintrauben würden die wenigsten auf einmal essen, ein halber Liter Saft hingegen ist schnell getrunken.

Man empfiehlt ja täglich zwei Portionen Obst und drei Portionen Gemüse. Ein Glas Frucht- oder Gemüsesaft kann tatsächlich eine der empfohlenen Portionen Obst beziehungsweise Gemüse ersetzen. Allerdings sollte dies nicht täglich geschehen, und auf keinen Fall sollte man den Obst- und Gemüseverzehr komplett durch Saft ersetzen. Denn ein Liter Obstsaft am Tag hat etwa so viele Kalorien wie eine Hauptmahlzeit. Im Gegensatz zu fester Nahrung sättigen Kalorien aus Flüssigkeiten jedoch nicht, weil sie den Magen nach kurzer Zeit wieder verlassen. Ein Liter Apfelsaft hat fast die gleiche Energiemenge wie ein Kilo Äpfel. Aber fünf große Äpfel machen satt, der Saft nicht. Ein halber Liter Saft täglich über ein Jahr verzehrt entspricht der Energiemenge von gut 12 Kilo Fettgewebe.

Ich trinke am liebsten den ganzen Tag über warmes Wasser. Das habe ich immer in einer Thermoskanne in der Handtasche oder im Auto dabei. Sie können auch Zitrone, Ingwer oder Minze reingeben, wenn ihnen Wasser pur zu langweilig ist. Aber Ingwer nicht zu viel im Winter, weil er kühlend wirkt! Auch wenn er scharf ist. Kräutertees gehen natürlich auch. Probieren Sie es aus, Sie werden staunen, wie fit Sie sich fühlen.

All diese kleinen Maßnahmen stoppen Heißhunger und helfen mir beim Zuckerverzicht. Wenn ich mal ausnahmsweise »kalt« im Hotel frühstücke, dann merke ich es sofort. Mein Sättigungsgefühl hält nicht lange an, und ich will Süßes!

Bei 35 Grad im Schatten ist es schon mal okay, Flüssigkeit in Raumtemperatur zu trinken, aber niemals eiskalt! Die Energie, die der Körper braucht, um die Flüssigkeit auf unsere Körpertemperatur (36 Grad) anzupassen, fehlt ihm an anderer Stelle, was dazu führt, dass Sie sich schlapp fühlen.

Das Tolle an der Fünf-Elemente-Ernährung ist: Sie wirkt mit ganz normalen Nahrungsmitteln ohne besondere Zusätze. Ich achte allerdings darauf, jeder Mahlzeit alle Geschmacksrichtungen hinzuzufügen. So zum Beispiel meinen Haferflocken am Morgen immer eine Prise Kurkuma als bittere Komponente, Cayennepfeffer als Schärfe (eine Mini-Messerspitze voll, sodass man es nicht mal schmeckt), ein Spritzer Zitrone für die Säure, eine Mini-Prise Salz und Zimt als Süße. Ich liebe dieses Ritual mittlerweile, es kommt mir dabei so vor, als würde ich jedes Organ mit seiner Geschmacksrichtung grüßen.

Sauer = Hallo, Leber.
Bitter = Kalimera, Herz.
Süß = Hi, Milz.
Scharf = Moin, Lunge.
Salz = Grüezi, Nieren.

Es ist mir besonders wichtig, dass ich zu meiner Leber freundlich bin, denn die habe ich dreißig Jahre lang misshandelt. Ehrlich. Mir fällt kein besseres Wort dazu ein. Klar, ich wusste es nicht besser und habe es nicht böse gemeint, aber dennoch tut es mir wahnsinnig leid, dass sie meinetwegen so leiden musste. Aber damit ist es vorbei. Heute ist sie das glücklichste Organ im Universum. Und dafür tue ich einiges.

Früher habe ich nie gefrühstückt, und ich kenne auch einige Freunde, die morgens keinen Bissen runterbekommen. Ich habe eine Bekannte, die gern mal am Abend zwei Teller weiße Weizennudeln isst und dazu Rotwein trinkt. Wenn ich so äße, würde ich am Morgen auch meine Ruhe haben wollen. Unsere inneren Organe mögen keine Nachtschichten.

Ausnahmen lassen sie uns durchgehen, aber wenn man ab und zu ab 18 Uhr nichts mehr isst und davor viel Gemüse, muss man sich um Detox und Ähnliches keine Gedanken mehr machen. Die Leber hat dann genug Zeit für ihren Job. Ihre wichtigste Aufgabe besteht nämlich darin, wie eine Art Kläranlage das Blut zu reinigen und es von Gift- und Schadstoffen zu befreien. Das ist eine dreckige und harte Arbeit, und wir sollten es ihr dabei so leicht wie möglich machen.

Als meine TCM-Ärztin meine Milz- und Leberschwäche diagnostizierte, musste ich nicht lange nachdenken, woher die wohl stammen könnte. Zusammen mit Bauchspeicheldrüse und Galle haben diese Organe die kiloschweren Zuckerladungen verstoffwechseln müssen.

Indem ich nun regelmäßig vor 18 Uhr zu Abend esse und Nahrungsmittel zu mir nehme, die meine Organe unterstützen, kann ich die jahrelange Überlastung durch viel zu viel Zucker rückgängig machen. Außerdem freut sich meine Leber über Bitteres. Warum essen wir eigentlich nicht mehr davon? Einfach mal versuchen. Spargel und Grapefruit zum Beispiel. Oder Artischocken. Die regen die Produktion der Gallenflüssigkeit an und helfen somit, die Leberfunktion aufrecht zu halten.

Sie können einfach kontrollieren, ob Sie zu spät zu viel gegessen haben. Schauen Sie sich morgens als Erstes Ihre Zunge an. Falls sie weiß belegt ist, dann können Sie davon ausgehen, dass es nicht optimal für Ihre Leber gelaufen ist. Sie können dann gern eine mini-ayurvedische Entgiftung durchführen: Direkt nach dem Aufstehen die Zunge schaben (spezielle Bürsten gibt es beim Zahnarzt oder in der Apotheke). Oder Sie ziehen Öl durch den Mund, mindestens 3 Minuten. Sesamöl ist optimal! Gern warm. Danach können Sie mit zwei Tassen mit warmem oder heißem Wasser fortfahren. Wenn Sie das kleine Ritual mindestens zwei Wochen durchführen, brauchen Sie auch keinen Kaffee als Wachmacher mehr. (Ich mag meinen Kaffee, aber ich brauche ihn nicht, um wach zu werden.)[5]

Außerdem ist das Gefühl am Morgen, wenn die Leber über Nacht genug Ruhe hatte, einfach sensationell: Sie werden vor Freude aus dem Bett springen! Falls es gar nicht anders geht, esse ich auch um 22 Uhr noch eine Hand voll Mandeln, weil ich mit richtigem Hunger nicht einschlafen kann. Schlaf ist zu wichtig und wertvoll, um darauf zu verzichten. Solange man um diese

---

5 Weitere Nahrungsmittel, die der Leber Gutes tun, finden Sie im Anhang.

Uhrzeit nicht zur Sahnetorte oder zu Schweinshaxen greift, ist das völlig okay.

Das frühe Dinieren gilt im Ayurvedischen als eine Form des Fastens, weil man so mindestens zwölf Stunden keine Nahrung zu sich nimmt. Man spricht heute auch vom intermittierenden Fasten oder kürzer: vom Intervall-Fasten. Bei mir werden es auch mal bis zu 15 Stunden. Nur 17 Stunden oder länger würde ich nicht empfehlen, da dann der Körper beginnt, den Sparmodus einzuschalten. Der Stoffwechsel wird verlangsamt, da nicht mehr genügend Energie zugeführt wird. Ist die Verbrennung erstmal verlangsamt, kommt es zur Gewichtszunahme, sobald man nach einer extremen Hungerdiät wieder »normal« isst. Das ist der erste Schritt zum Jo-Jo-Effekt.

Durch ayurvedisches Fasten hat man am Morgen Hunger. Die Leber bedankt sich jeden Tag, indem sie fleißig entgiftet. Und schon sind Detox-Tees oder Smoothies überflüssig. Und das ist auch gut so, denn zum einen sind sie teuer, weil sie exotische Superfoods enthalten. Zum anderen ist der ökologische Fußabdruck dieser Produkte übel, und last, but not least enthalten sie kein Qi; sie wurden schließlich unreif gepflückt und sind weit gereist.

Wolfgang Trepper, mein Kollege der ZDF-Reihe *Konsumagenten*, hat mich immer ausgelacht, weil ich während der Dreharbeiten auf mein Ingwerwasser bestand. Doch indem man morgens als Erstes ein Glas heißes bzw. warmes Wasser trinkt, weckt man nicht nur die Lebensgeister, sondern macht die Leber noch glücklicher. Sie schreit förmlich Danke! Und dafür lasse ich mir den Spott gerne gefallen.

Ich beginne meine Tage darum immer mit einer Menge Flüssigkeit: Warmes Wasser, circa 100 ml Direktsaft mit 200 ml warmem Wasser, Kaffee mit Soja- oder Mandelmilch, griechischen Bergtee oder andere Kräutertees, je nach Befindlichkeit.

Ich habe erst vor ungefähr fünf Jahren begonnen, Kaffee zu

trinken. Mittlerweile genieße ich meine zwei Tassen am Vormittag sehr. Oder auch mal nachmittags bei langen Drehtagen, immer halb-halb mit pflanzlicher Milch. Und Zimt und Kakao. Alle, die keinen Kaffee mögen, können bei Schlappheit und niedrigem Blutdruck am Morgen gern einen Rosmarin-Tee trinken. Ich bevorzuge Rosmarin gegenüber Minze, da der nicht so stark von innen auskühlt.

Um das Thema Alkohol kommen wir, wenn wir von der Leber sprechen, natürlich nicht herum.

Eigentlich sollte man zum Wohle der Leber gar keinen Alkohol trinken, aber ich habe festgestellt, dass Wodka bei mir keinen Zucker-Jieper hervorruft. Sie können auch andere destillierte Getränke wie Gin oder Whiskey ausprobieren. Die Wirkung dürfte ähnlich wie beim Wodka ausfallen. Berichten Sie mir über die Wirkung. Wir wissen alle, dass unsere Leber nicht auf Alkohol steht, geringe Mengen aber locker entgiften kann.

Ich habe außerdem bei mir beobachtet, dass ich immer weniger Lust auf Alkohol habe, zweimal kam es sogar zu einer unbeabsichtigten Abstinenzzeit von über einem Jahr. Es fühlt sich für mich mittlerweile tatsächlich wie Gift an, wenn ich etwas trinke. Wenn ich doch einmal Lust habe, dann trinke ich einen Wodka mit Orangen-Direktsaft als Longdrink und habe nicht das Gefühl, dass mein Blutzuckerspiegel schnell hochschießt. Aber da wird auch jeder Mensch verschieden sein.

Ich fürchte Wein und Sekt oder Champagner und natürlich Liköre entfallen komplett, da sie einen erheblichen Restzucker nach der Gärung beinhalten. Auch die gängigen Cocktails enthalten alle unterschiedliche Sirup-Sorten oder gezuckerte Limo wie zum Beispiel Gin Tonic, Caipirinha, Daiquiri, Swimming Pool, Long Island Iced Tea, Mojito, Piña Colada und so weiter.

In Kombination mit Hochprozentigem ist der Zucker hier der Super-GAU für unsere Leber, denn der Alkohol greift beträchtlich in die Regulation des Blutzuckerspiegels ein. Nur etwa zehn Prozent des konsumierten Alkohols wird unverändert durch Niere und Lunge ausgeschieden, bis zu neunzig Prozent wird in der Leber abgebaut.

Wenn Sie gar nicht auf Wein oder Sekt verzichten wollen, dann wäre die Trennung von Speisen hilfreich. Dann muss sich der Stoffwechsel »nur« um Zucker und Alkohol und nicht auch noch zusätzlich um die Nahrung kümmern. Hilfreich wäre beim Weingenuss auch der Griff zu trockenem Wein, egal ob weiß oder rot. Und mit einer Weinschorle halbiert man nochmals den Zuckergehalt, eine sinnvolle Alternative.

Wichtig ist bei aller Disziplin, den Spaß nicht zu verlieren. Man kann ihn aber auch ohne Alkohol haben. Ich weiß, wovon ich spreche. Klar werde ich manchmal blöd angeschaut oder als *Party Poop* bezeichnet, aber hey, ob ich nun mit Champagner oder Apfelschorle anstoße, sollte anderen egal sein, solange ich damit happy bin.

Wer auf sein Gewicht achten möchte, sollte auf regelmäßigen Alkoholgenuss allerdings verzichten. Der Körper versucht das Gift so schnell wie möglich abzubauen – in der Leber. Die kann aber, während sie mit dem Abbau von Alkohol beschäftigt ist, nicht mehr kontinuierlich Zucker aus ihren Speichern in das Blut abgeben. Den Effekt kennen wir: nächtliche Futterattacken, weil Heißhunger aufkommt!

Die TCM versucht die Balance des Körpers durch die Thermik der Nahrungsmittel wiederherzustellen. Es gibt dafür noch eine weitere Methode: Basenfasten. Da wir sehr viele säuernde Nahrungsmittel zu uns nehmen, allen voran Zucker und Alkohol, aber auch Fleisch, Milchprodukte und Getreide, ist basisches Essen gut, um auch hier für den nötigen Ausgleich zwischen Yin und Yang zu sorgen. Je mehr Ausgleich, umso besser fließt das Qi, umso besser läuft unser Metabolismus.

Meine Heilpraktikerin berichtete mir, dass sie jedes Jahr im Frühling für drei Wochen rein basisch isst, sprich alle Nahrungsmittel, die im Körper sauer verstoffwechselt werden, weglässt. Wie immer geht es um die Balance und nicht darum, dass nichtbasische Nahrungsmittel generell ungesund sind.[6] Aber da man belastende Lebensmittel bei dieser Diät meidet und gleichzeitig sehr vitalstoffreich isst, kann der Organismus dabei sehr gut Schlacken und Säuren abbauen sowie Regenerationsprozesse einleiten.

Genauso wie wir laut TCM zu viele kühlende Nahrungsmittel zu uns nehmen, essen wir auch zu viel säurebildende. Oft sind beide Gruppen identisch. Es gibt zwar auch saure Nüsse oder Gemüsesorten, aber so streng braucht man meiner Erfahrung nach nicht sein, der Körper kommt mit der pflanzlichen Variante gut klar.

Ein übersäuerter Körper entwickelt nicht nur Heißhunger, sondern soll auch zu Krankheiten wie Arthrose, Osteoporose, Diabetes, Gicht und Harnsteinen neigen. Haarausfall und Müdigkeit sind weitere Symptome.

Wie kommt es eigentlich zu einer Übersäuerung? Um die Säure kümmern sich vornehmlich Lunge und Nieren. Sogar unser Bindegewebe übernimmt einen kleinen Teil (was bei uns Frauen Orangenhaut fördert). Dieser Prozess funktioniert nicht mehr, wenn zu viel Säure im Blut landet und die Organe überfordert sind. Dann bleibt Restsäure im Körper und stört den natürlichen Stoffwechselprozess.

Wenn Sie wissen wollen, ob Sie übersäuert sind, lassen Sie es bei Ihrem Arzt testen. Vorab können Sie aber auch einen kleinen Selbstversuch unternehmen mit einem Test aus der Apotheke. Natürlich ist hier eine hundertprozentige Sicherheit nicht gegeben, doch unabhängig vom Ergebnis: Basenfasten wird Ihnen

---

[6] Eine ausführliche Liste der sauren und basischen Lebensmitteln finden Sie im Anhang.

nicht schaden, und Ihre inneren Organe werden es Ihnen danken. Auch wenn man eine Übersäuerung im Blut (noch) nicht feststellen kann, könnte es trotzdem sein, dass Sie auf dem Weg sind ... Je nachdem wie viele »saure« Nahrungsmittel Sie täglich zu sich nehmen.

Meine Heilpraktikerin nimmt jedes Jahr mit dieser speziellen Ernährung circa fünf Kilogramm in drei Wochen ab. Ich betone noch mal, dass es nicht darum geht, die Kalorienzufuhr zu reduzieren oder gar zu hungern. Der Begriff »Fasten« ist hier deswegen etwas irreführend, Basenkur wäre die passendere Bezeichnung. Essen Sie sich also auch hier bitte wie immer satt! Aber eben mit den richtigen Lebensmitteln. Greifen Sie zum Beispiel zu so vielen Kartoffeln, wie Sie wollen. Basisch essen heißt auch automatisch vegan essen. Sie haben vielleicht von Beyoncé gehört, wie sie acht Kilogramm für eine Filmrolle abgenommen hat: Sie aß sechs Wochen vegan!

Ich kenne Frauen, die halten das Basenfasten für nicht alltagstauglich, aber ich meine, man kann es auch hier mit dem neuesten Trend *Meal Prep* schaffen. Also indem man vorkocht und organisiert, sodass man sein Essen überall mit hinnehmen kann. Und wenn Ihnen drei Wochen tatsächlich zu lang sind, dann reicht auch erstmal eine Woche, um Sie beim Zuckerverzicht zu unterstützen. Je mehr der Körper in seine ursprüngliche Balance zurückkehrt, umso geringer ist Ihr Heißhunger auf Zucker!

Heilpraktiker empfehlen ein Säure-Basen-Verhältnis von eins zu drei; wenn Sie also keine hundertprozentige Basenkur schaffen, ist es okay, wenn Sie mal zu Eiern oder Käse greifen. Förderlich sind außerdem Bewegung an der frischen Luft und Entspannung, während Rauchen und Stress unseren Körper übersäuern.

So, das soll es für dieses Kapitel mit meinen Erfahrungen in Sachen TCM sein. Ich habe mich 2006 der Fünf-Elemente-Ernährung zugewandt und richte mich bis zum heutigen Tage danach. Vielleicht wird sie für immer Teil meines Lebens sein, aber man weiß ja nie, wohin die Reise geht. Das letzte Wort in dieser Frage hat mein Körper. Wenn ich mich bei einer Sache nicht gut fühle, mache ich sie nicht, egal wie viele Theorien und Tests dafür sprechen.

Nichts, was unser Körper macht, ist falsch. Wenn er aus dem Takt kommt, haben wir ihm keine andere Wahl gelassen. Das System unseres Körpers ist perfekt. Anstatt zu nörgeln, könnte man sich doch auch mal bedanken für die tägliche Hammer-Leistung, die er immer wieder vollbringt. Also seien Sie nicht böse auf Ihren Körper, und verfluchen Sie ihn nicht, wenn er nicht so will wie Sie. Er weiß ganz genau, was er macht. Wir müssen nur wieder lernen, ihn zu verstehen und zu »hören«, was er sagt.

HELL'S KITCHEN

oder

WIE KRAZY DAZY ZUR KÖCHIN WURDE

Eigentlich hat Michelle Pfeiffer in dem Film *Die fabelhaften Baker Boys* alles gesagt, was man zum Thema Essen wissen muss: »Wenn man sich schon was in den Mund stecken muss, dann sollte man darauf achten, dass es nur vom Feinsten ist.« – »Vom Feinsten«, das hieß für mich von nun an frei von jeglichem künstlich zugesetzten Zucker. Bei meinen Einkäufen ermöglichte mir mein Know-how mittlerweile, allen Zuckerfallen auszuweichen. Nach acht Wochen war ich auch so weit dekontaminiert, dass keine Rückfallgefahr mehr bestand. Der Dalai Lama sagt, dass das Gehirn sechs Wochen braucht, um angelernte Verhaltensmuster umzuprogrammieren, und ich konnte ihm hier – wie auch in anderen Dingen – nur zustimmen.

Ich fühlte mich ausgeglichener, und da der Heißhunger verschwunden war, nicht mehr wie fremdgesteuert. Statt Heißhunger hatte ich auf einmal wieder richtigen Hunger, und alles, was ich aß, begann mir richtig zu schmecken. Und nicht nur das. Alles schmeckte süßer als zuvor, selbst Karotten, Lauch, Zwiebeln, Rote Beete, Paprika und Kürbis. Plötzlich eröffneten sich mir völlig neue, sehr bunte Essenswelten. Ich entdeckte Gemüsesorten, die ich vorher nicht mal mit dem Allerwertesten angesehen hatte, wie zum Beispiel Grünkohl. Aber auch der ganz gemeine Kohl und Pilze kamen auf meine Speisekarte. Und ich wusste, dass Schweinefleisch, Kuhmilchprodukte, Fast Food und Fertiggerichte stattdessen von meinem Teller verbannt bleiben würden.

Anfangs war ich nicht sicher, wie meine Familie, Freunde und Bekannten auf meinen neuen Lebensstil reagieren würden. Ich habe zwar nie ein großes Gewese um meine Ernährung gemacht, aber da ich aus dem Rahmen fiel, fiel ich natürlich auf. Bei Geburtstagsfeiern hielt ich mich von nun an bei Kuchen zurück – und da kannte man mich ja ganz anders. Und dass ich bei Dinnerabenden wissen wollte, welche Zutaten verwendet worden waren, war auch ungewöhnlich. Aber die Reaktionen auf mein zuckerfreies »Coming-out« waren überraschend positiv. Die Leute haben nicht nur respektiert, dass ich meine Ernährung – und damit auch mein Leben – umgestellt hatte, sondern sie haben mich auch nach Kräften unterstützt. So haben sie zum Beispiel bei Essensrunden extra für mich eine Kürbis-Karotten-Suppe auf den Tisch gestellt, die keinen Honig enthielt. Das war sehr rührend. Oder wenn alle Kuchen spachtelten, kriegte ich eine riesige Schale Kirschen.

Events oder andere berufliche Anlässe, bei denen man unter Leute geht, waren auch nicht das große Problem. Ich habe mir einfach immer etwas mitgenommen. Meine eiserne Regel war außerdem: nie hungrig losgehen. Und für den Alltag hatte ich unterwegs immer etwas dabei. Nüsse, geröstete Kerne oder Trockenobst. Manchmal sogar Kürbisbrei im Glas. Das geht alles.

Essen gehen hingehen war am Anfang durchaus ein Problem. Ich bin in der ersten Zeit einfach nicht mehr so viel in Restaurants gegangen wie früher. Aber manchmal ließ es sich nicht vermeiden, und in den ersten Jahren wurde ich in manchen Läden wie ein Alien behandelt. Wenn in den Lokalitäten zum Beispiel Kartoffel oder Reis mit Gemüse angeboten werden, war ich aus der Nummer fein raus. Irgendwelche schrägen Blicke habe ich dann einfach ignoriert. Es bleibt einem natürlich immer der Salat, doch auch da heißt es aufpassen, vor allem bei Dressings, da verzichtet kaum jemand auf Zucker. Meist kann man aber um Essig und Öl bitten und sich seine Soße direkt selbst mischen.

Auch die asiatische Küche ist voller Fallstricke, erstaunlich wenn man bedenkt, dass man es dort ja dank TCM und Co. eigentlich besser wissen müsste. Gerade in vietnamesischen Restaurants muss man sehr aufpassen. Auf der sicheren Seite ist man hingegen in japanischen Lokalen, da dort alles für sich gekocht und serviert wird. Solange man die Sojasoße im Auge behält, ist alles im sicheren Bereich.

Da ich von meinen zuckerinduzierten Stimmungsschwankungen befreit war, habe ich das alles auch sehr gelassen hingenommen. Nur wenn ich angelogen wurde, wurde ich ein wenig sauer. Denn mit meinen Fine-Tuning-Geschmacksknospen schmeckte ich mittlerweile sofort, ob in der Sojamilch Zucker drin ist. Und da kann es schon zu Verstimmungen kommen, wenn man so etwas anspricht.

Die regelmäßigen Griechenlandbesuche waren ernährungstechnisch nie ein Problem, da die dortige Küche außer bei Desserts ohne Zucker auskommt. Dort muss ich nur immer dafür sorgen, dass ich zuckerfreie pflanzliche Milch dabeihabe, denn die ist in Hellas schwer zu bekommen. Aber ansonsten ist alles töfte.

Na gut, ein Problem gibt es doch. Chinesen stoppen laut TCM mit dem Essen, wenn sie zu zwei Dritteln satt sind. Das ist mit dem griechischen Stil nicht ganz einfach zu vereinbaren, aber auch da habe ich hart an mir gearbeitet.

Wo ich sowieso gerade dabei war, meine Ernährung umzustellen, bin ich dann noch einen Schritt weitergegangen und Veganerin geworden. Mag sein, dass meine Bewunderung für Paul McCartney hier eine gewisse Rolle gespielt hat, aber ich denke, dass zumindest dem Vegetariertum sowieso die Zukunft gehört. Außerdem fühle ich mich als Veganerin im Umgang mit unseren Mitkreaturen einfach wohler. Vor einigen Jahren ging mal durch die Medien, wie ich zwanzig Boxer-Welpen aus den Fängen eines skrupellosen Hundehändlers befreit habe. Einige

Leute vermuteten damals einen Publicity-Stunt, aber mir war es bei der Sache sehr ernst. Ich halte es in dieser Frage mit Mahatma Gandhi, der einst sagte: »Daran, wie ein Volk mit seinen Tieren umgeht, erkennt man seinen Entwicklungsstand.«

Zwischendurch war ich auch Vegetarierin und habe Eier (aber selbstverständlich nie wieder als Mono-Diät) und Feta-Käse gegessen. Die Eier und der Käse stammten übrigens nur von Tieren, die ich persönlich kenne. Glücklicherweise habe ich in Berlin eine Freundin, die einen Hühnerstall ihr Eigen nennt, aber auch Hofläden bieten Eier von glücklichen Hühnern an. Bestimmt finden Sie auch einen Anbieter in Ihrer Nähe. Die Eier unterscheiden sich allerdings optisch von den »Industrieprodukten«. Sie sind kleiner, und das Eigelb leuchtet nicht so knallig orange. Dafür schmecken sie aber besser, und Sie können gewiss sein, dass bei der »Produktion« keine Hühner gequält und keine männlichen Küken geschreddert wurden.

Es gab nur eine Person, die die Umstellung meiner Ernährungsgewohnheiten stark beunruhigte: meine Mutter. Da half kein Zureden und Erklären, Mama war anfangs der festen Überzeugung, dass ich mir eine handfeste Essstörung eingehandelt hätte und früher oder später vom Fleisch fallen würde. Das fehlte ihr noch! Ihre Tochter, eine absolute Vollblutgriechin, konnte doch unmöglich magersüchtig sein.

Jeder Besuch wurde zu einem kleinen Spießrutenlauf, dabei suchte ich gerade zu dieser Zeit öfter die Nähe meiner Mutter. Denn ich wollte richtig kochen lernen.

Am Anfang dieses Buches habe ich es ja schon angedeutet; in die Küche war ich als kleines Mädchen vor allem zum Naschen gekommen. Meine eigene Küche war in ihrer Ausstattung meinen Fähigkeiten durchaus angemessen. Ich hatte zwei Töpfe, und in meinen Schränken stapelten sich vorwiegend Bücher (und zwar keine Kochbücher). Doch das wollte ich ändern! Also holte ich meine beiden Pötte hervor, baute sie bedeutsam vor mir auf und murmelte: »Also los, Töpfe. Viertausend Jahre europäischer Kochtradition blicken auf euch herab.«

Es tat sich nicht viel. Von meiner Mutter lernte ich zwar das eine oder andere griechische Gericht, aber ich musste auch erfahren, dass sie sich in dem einen oder anderen Punkt willkürlich über griechische Traditionsrezepte hinwegsetzte. So verzichtete sie in einem Fall auf Thymian. Ich war enttäuscht. Dafür war Odysseus schließlich nicht zehn Jahr über das Mittelmeer gegondelt.

Aber ihre Free-Style-Neigung ermutigte mich zu eigenen Experimenten. Als Erstes stockte ich meine Küchenausrüstung auf. Ich legte mir eine Küchenmaschine zu, einen Mixer, vernünftige Messer und alles, was ich an Gewürzen brauchte. Zuerst versuchte ich mich an den empfohlenen Gerichten der Fünf-Elemente-Ernährung. Um meine geschwächte Milz zu stärken, begann ich mit Fenchel-Möhren.[7] Das war recht schlicht und puristisch, aber andererseits genau richtig für eine Anfängerin.

Und es gibt ja noch mehr Dinge in der Küche, von denen allgemein behauptet wird, sie wären für Anfängerinnen hervorragend geeignet.

Einen Wok zum Beispiel. Den habe ich mir gleich als Nächstes zugelegt, weil mich das Grundkonzept überzeugt hat: einfach alles reinschmeißen und fertig. Und wenn man alles aufgegessen hatte, konnte man vielleicht noch mit Stefan Raab um die Wette fahren.

Und nun stand das gute Ding vor mir. Leer. Der Kühlschrank war voll. Mit allem, was man sich nur wünschen konnte.

Jetzt fehlte nur noch ein Plan.

»Mama?«

Ich erklärte mein Problem.

---

7 Das Rezept finden Sie im Anhang.

»Das ist doch ganz einfach«, sagte sie.
»Erklärst du es mir trotzdem?«, bat ich.
Sie meinte, Olivenöl erhitzen, Zwiebeln rein und dann alles aus dem Kühlschrank dazu. Gewürze, Salz, fertig.
»Also, du meinst alles?«
»Ja.«
»Wirklich: Alles?«
»Ja-a, alles Gemüse. Alles was grün ist sowieso und auch Karotten, Tomaten, Auberginen...«
Gesagt, getan.
Ich warf alles rein.
Nach ein paar Minuten entwickelte sich statt einer bunten, knackigen Gemüsepfanne eine in sich zusammenfallende braune Brei-Brühe.
Nanu?! Das konnte nicht richtig sein.
Wieder Mama anrufen.
»Ja, was hast du denn alles reingetan?«
»Zucchini, Paprika, Tomaten, Karotten, Knoblauch, Zwiebeln, Gurken, Lauch...«
»Gurken?!«, schrie es aus der Leitung. Die Stimme meiner Mutter war so laut, dass ich sie beinahe ohne Telefon verstanden hätte.
»Äh, ja. Ist ja grün«, sagte ich.
»Oh nein, das darfst du nicht! Das ist kein Gemüse, sondern Salat.«
Umpfh. Und warum sagt sie das nicht vorher? Alles Grüne, von wegen!
Merke, nicht alles, was grün ist, glänzt (in der Pfanne).
Natürlich begann ich mit der Zeit auch Freunde einzuladen, allerdings nicht immer mit Erfolg. Es gab Leute, die meinten, es schmecke ihnen nicht (obwohl ich mich seit den Wok-Anfängen gigantisch gesteigert hatte). Das ist schade, aber wenn man viel Zucker oder industriell hergestellte Nahrung gewohnt

ist, schmecken meine Gerichte vermutlich wirklich ungewöhnlich.

Eine mir sehr wohlgesinnte Person meinte einmal: »Du kochst, wie ein kleines Kind kochen würde.« Ich nehme das einfach mal als Kompliment, denn ich gehe, wie Kinder es wohl tun, mit viel Spaß, Neugier und Experimentierfreude an die Sache – eine gute Voraussetzung, finde ich! Ansonsten würde ich eher sagen, ich halte mich an die japanische Küchentradition. Also alles einzeln gekocht, nichts überbacken, keine aufwändigen Suppen, Aufläufe, Kreationen etc., sondern klar und minimalistisch. Was soll ich sagen? Es schmeckt mir trotzdem. Warum? Weil ich jetzt alle einzelnen Elemente tatsächlich schmecke.

Viele Gemüsesorten sind sehr süß für mich geworden. Das hat zur Folge, dass selbst Gemüse meine Lust auf Süßes befriedigen kann. Zwei Fliegen mit einer Klappe geschlagen! Außerdem gilt doch auch die griechische Küche unter den mediterranen als die puristischste. Meine Mutter ist bestimmt stolz auf mich.

Nun lässt sich aber nicht vermeiden, wenn man ein wenig im Licht der Öffentlichkeit steht, dass auch die eigenen Kochkünste ins Blickfeld geraten. Zumindest solange es Sendungen wie *Das perfekte Promi Dinner* auf Vox gibt. Da möglicherweise nicht jeder das Format auf dem Schirm hat, hier ein paar erläuternde Worte. In der Sendung geht es darum, einer Gruppe mehr oder weniger bekannter Prominenter beim Einkaufen, Kochen und Dinieren zuzusehen, Höhepunkt ist die abschließende Bewertung der Essensteilnehmer untereinander. Jeder kann zehn Punkte vergeben, bei vier Gästen liegt die Traumpunktzahl dementsprechend bei vierzig.

Wie meist bei solchen Formaten liegt der Appeal zum einen in der Schlüssellochperspektive. Man kann Mäuschen spielen und bekannten Leuten beim Essen zusehen, wodurch automatisch Nähe erzeugt wird (was einer der Gründe dafür sein mag, dass in der WDR-Sendung Zimmer frei neben ausgiebiger Zecherei auch reichlich gefuttert wurde), aber natürlich spielen Schadenfreude und Fremdschämen auch eine Rolle. Da dort, wo Menschen leben, auch gegessen wird, ist *Das perfekte Dinner* so gut wie auf dem ganzen Globus verbreitet. Die griechische Ausgabe heißt übrigens *Kati Psinete* und wird seit 2009 ausgestrahlt. Da war ich aber noch nicht.

Das erste Mal klopfte *Das perfekte Promi Dinner* bei mir 2008 an. Nun musste ich vor einem größeren Publikum unter Beweis stellen, wie es um die Kochkünste von Anastasia Zampounidis, angetreten für die älteste kulinarische Nation des Kontinents, tatsächlich bestellt ist. Ich war sogar zwei Mal in der Sendung zu Gast. Und ich denke, ich habe mich jedes Mal wacker geschlagen, obwohl ich den letzten Platz belegt habe (dafür habe ich den anderen immer die Höchstwertung gegeben). Beim ersten Mal habe ich mich nicht so sehr um die Kocherei gekümmert, aber dafür habe ich eindrücklich vermittelt, dass Ouzo ein Getränk ist, das nicht nur von ZEIT lesenden Studienräten während ihrer Bildungsreisen nach Griechenland getrunken wird, und den Trinkspruch »Jámas« kannten danach auch viel mehr Menschen.

Bei meiner zweiten Teilnahme, war ich schon voll im TCM-Kochmodus, und ich dachte mir, was für eine gute Gelegenheit, den Horizont meiner Mitmenschen ein wenig zu erweitern! Allerdings musste ich zuerst selbst einige kulinarische Herausforderungen überstehen. Blätterteig und Sauce hollandaise, um nur zwei Menüpunkte zu nennen, welche die anderen in ihrer Karte hatten, kamen für mein Qi, mit dem ich inzwischen auf mehr als vertrautem Fuße stand, nicht in Frage. Ich habe mich dann auf den Gemüseanteil der Menüs beschränkt. Allerdings muss ich fairerweise anmerken, dass auch meine Kreationen nicht überall in der Runde auf Gegenliebe stießen. Ich möchte da nicht ins Detail gehen, aber wer Wörter wie »Leitungswasser«

verwendet, dem hat es wohl nicht geschmeckt. Ich habe hier nochmal deutlich gemerkt: Die Ernährungsumstellung weg vom Zucker verändert den Geschmackssinn. Manche Speisen nehme ich darum einfach anders wahr, und wenn die Gaumen meiner Co-Köche noch auf »Standardkost« eingestellt sind, ist es verständlich, dass mein ungewohntes Essen weniger Punkte bekommt. Im Rückblick war die Sache für mich jedoch eine sehr interessante Erfahrung. Denn ich habe dabei wieder mal gesehen, dass für eine Erkenntnis auch der Moment wichtig ist. Wenn man nicht reif oder bereit ist, kann man lange danach suchen.

Ich muss wohl zugeben, dass es die TCM Neulingen auf den ersten Blick nicht immer leicht macht. Oder besser gesagt: aufs erste Schnuppern, wie eine Freundin von mir erfahren musste. Als ich im April 2006 zum ersten Mal bei meiner TCM-Ärztin vorbeischaute, litt ich wie jedes Jahr unter Frühjahrsmüdigkeit. Eine Mattheit, die stärker als sonst zwischendurch auftrat. Sobald die Temperaturen nach dem kalten Winter stiegen, setzten die Symptome ein. Ich nahm es hin, obwohl ich es schon blöd fand und eigentlich dachte, nur kleine Omis würden so wetterfühlig sein. Diese Symptome verabschiedeten sich mit meinem Zuckerverzicht, aber dennoch war ich immer mal wieder erkältet, und einmal fing ich mir eine fette Bronchitis ein.

Dagegen verschrieb mir meine Ärztin ein Kräuter-Rezept. Man musste sich das Teegemisch zu Hause aufkochen und dann abseien. Die Mischung war nicht extrem, sie enthielt also keine krassen Sachen wie Schweinsfüße oder Froschschenkel, bei mir war alles pflanzlich, aber die Sachen sahen schon sehr seltsam aus. Darin waren komische Pilze und Bambus. Immerhin war das Gebräu sehr wirksam, die Erkältung verschwand nach ein oder zwei Tagen. Aber die ganze Sache hatte einen Haken. Das Zeug stank bestialisch. Zeitweise kam es mir so vor, als würde der Sud umso mehr stinken, je schwerer die Krankheit war.

Als ich an besagter Bronchitis litt, erhielt ich Besuch von einer Freundin aus Hamburg, die aufgrund des heftigen Aromas gleich wieder rückwärts aus der Tür kippte. Ihre Wortwahl war unmissverständlich: »Ach du Scheiße, stinkst du hier so?«, fragte sie.

Und sie hatte recht. Ich stank tatsächlich, denn ich musste das Gebräu ja auch noch trinken. Das stimmte mich doch schon nachdenklich. Hinzu kam noch ein anderer Aspekt. Die Mixturen meiner Ärztin wurden direkt aus China importiert. Dabei wurde doch überall darauf hingewiesen, dass das Qi schwindet, wenn die Stoffe eine so lange Reise zurücklegen mussten. Kräuter gab es doch auch in unseren Breiten. Wenn das chinesische Zeug auch nach Zehntausenden Flugkilometern wirkte, dann könnte doch vielleicht auch hiesige Ware bei minderer Konzentration noch eine gewisse Heilwirkung entfalten. Das Prinzip »regional und saisonal« müsste doch hier ebenso gelten. Und nicht zuletzt hatte ich die Hoffnung, die hiesigen Kräuter würden vielleicht ein bisschen weniger stinken.

Ich begann mich über europäische Kräuterheilkunde zu informieren. So stieß ich auf den Namen Paracelsus. Der hatte schon vor Jahrhunderten eine wichtige Erkenntnis auf den Punkt gebracht: »Alle Ding sind Gift und nichts ist ohn Gift – allein die Dosis macht, dass ein Ding kein Gift ist.«

Paracelsus, getauft als Theophrastus Bombastus von Hohenheim, gilt heute als einer der Wegbereiter der modernen, neuzeitlichen Heilkunde. Aber das war nicht immer so. Nachdem er 1493 in der Schweiz geboren worden war, ging er nach Italien, um in Ferrara Medizin zu studieren, obwohl man fairerweise sagen muss, dass das nicht hundertprozentig belegt ist. Auf jeden Fall benahm er sich nach dem Studium wie der berühmte Faust von Goethe. Er hatte das Gefühl, alles studiert zu haben, was Universitäten, Gelehrte und Buchweise zu bieten hatten, und dennoch genauso schlau – oder dumm – wie am Anfang zu sein.

Dabei war dem »Volk aufs Maul schauen« doch angesagt, Martin Luther hatte es mit seiner Bibel-Übersetzung gerade vorgemacht. Also beschloss Paracelsus, den gemeinen Leuten, den Barbieren, Badern, Kräuterweiblein, sogar Schwarzkünstlern über die Schulter zu sehen und dabei so viel wie möglich zu lernen.

Paracelsus hielt dabei mit seiner Meinung nicht hinter dem Berg. Mit Urteilen über Kollegen war er schnell bei der Hand. Er beschimpfte sie als »Geldschneider« und »Nichtskönner«. Und auch die Kollegen blieben ihm nichts schuldig. Da Paracelsus gerne mit Quecksilber experimentierte, kann es durchaus sein, dass die abwertende Bezeichnung »Quacksalber« ursprünglich auf ihn gemünzt war. In einem Punkt hat Paracelsus aber unbestritten die deutsche Sprache bereichert. Das Wort »Zipperlein« für kleine, chronische Wehwehchen stammt definitiv von ihm.

Paracelsus verachtete die vorherrschende medizinische Lehrmeinung und all die Kollegen, die mit ihren Sägen und Sonden schnell bei der Hand waren und sich auf den römischen Arzt Galen beriefen. Mit dem konnte Paracelsus sowieso nichts anfangen. Von den Klassikern der Antike ließ Theophrastus nur meinen griechischen Landsmann Hippokrates gelten, weil der auch den Schwerpunkt auf die Anwendung und nicht auf die Theorie legte.

Interessanterweise gibt es bei Paracelsus im Ansatz einige Überschneidungen mit der Traditionellen Chinesischen Medizin. Für ihn war der Körper ein chemisches System, welches sich selbst in der Balance hielt. Krankheiten waren also nichts anderes als Störungen bei diesem Ausgleich. Da er einen Schwerpunkt in der Chemie sah, experimentierte er mit Hingabe und mit Blei, Schwefel, Arsen, Eisen und eben auch Quecksilber. Darüber hinaus versuchte er, wie viele Alchimisten seiner Zeit, Gold zu machen, aber dabei war er so wenig erfolgreich wie alle anderen.

Zum endgültigen Bruch mit seinen klassischen Kollegen kam es, als Paracelsus bei einer Feier in Basel öffentlich ein Exemplar des *Canon medicinae*, verfasst von dem mittelalterlichen Arzt Avicenna, verbrannte. Damit hatte er sich aus dem medizinischen Orbit gekegelt und drohte für immer in Vergessenheit zu geraten. Doch im 19. Jahrhundert wurde Paracelsus wiederentdeckt und heute feiert man ihn als Vorreiter.

Ich überlegte, ob es auch 500 Jahre nach Paracelsus noch »Kräuterweiblein« gibt, die über Wissen verfügen, das über Jahrhunderte weitergereicht worden ist. Es stellte sich heraus, dass es heutzutage noch viel mehr Kräuterhexen gibt, als man denkt. Vielleicht kann man auch von einem kleinen Boom sprechen, denn für Kräuterweiblein hat sich in unserer Zeit ein lukrativer Markt eröffnet. Manche Restaurants, die sich etwas hochpreisiger orientieren, lassen sich ihre speziellen Zutaten gerne von Kräuterkundigen liefern, die genau wissen, was in ihrer Gegend wächst.

Zum Glück wird in letzter Zeit wieder mehr dafür getan, dieses Wissen zu bewahren. Im Frankenwald, wo die Teuschnitz-Aue mit ihren Hunderten von Heilkräutern als so etwas wie eine Natur-Apotheke gilt, gibt es seit einiger Zeit die Arnika-Akademie, wo heilkundige »Kräuterfraala« ihre Kenntnisse weitergeben.

Tatsächlich habe ich später Frauen gesprochen, die echte »Kräuterhexen« sind und ihr Wissen von Generation zu Generation übermittelt bekommen haben. Ich habe sogar bei einer von ihnen in Berlin Kurse belegt. Hinter dieser Profession verbirgt sich eine lange Geschichte, die nicht immer romantisch und nicht immer ungefährlich war. Es gab Zeiten, in denen die Kräuterhexen mit ihrem Geheimwissen den Kirchen ein Dorn im Auge waren. Das ging bis zu Hexenverbrennungen.

Da Paracelsus auch von meinem Landsmann Hippokrates eine hohe Meinung hatte, habe ich auch noch geprüft, ob es in

Griechenland ebenfalls eine Tradition in dieser Richtung gibt. Und auch da wurde ich nicht enttäuscht.

Mein vorwiegendes Sammelgebiet ist aber natürlich hierzulande und deshalb habe ich mich am Anfang ganz einfach schlau gemacht: Was wächst hier, und was kann man damit machen?

Weil mich das Thema immer mehr faszinierte, habe ich einen botanischen Heilpraktiker aufgetrieben, den ich geradezu mit Fragen durchlöcherte. Dann begann ich 2014 eine Ausbildung zur Phytotherapeutin (zu deutsch: Pflanzenheilkundlerin – Sie können aber auch griechische Kräuterhexe zu mir sagen), die ich ein Jahr später abschloss. Dabei habe ich mit vielen Heilpraktikern gesprochen, die mir ihrerseits aus ihrer täglichen Praxiserfahrung so manchen Tipp geben konnten.

Viele Dinge, die man im Zusammenhang mit dem Pflanzen- und Kräutersammeln beachten muss, sind eigentlich selbstverständlich. Aber da ich bei meinen Recherchen die Erfahrung gemacht habe, dass vor allem im städtischen Umfeld doch viel Wissen verloren gegangen ist, wenn es um das Landleben geht, möchte ich hier lieber ein paar Verhaltensregeln in Erinnerung rufen.

Am besten fährt man natürlich, wenn man nur Pflanzen und Wildkräuter sammelt, die man sicher bestimmen kann. Denn wie bei Pilzen gibt es auch bei Kräutern giftige oder zumindest ungenießbare Doppelgänger. So kann zum Beispiel der Bärlauch auf der Wiese leicht mit Maiglöckchen oder Herbstzeitlosen verwechselt werden, die beide hochgiftig sind. Für Einsteiger kann es sich lohnen, wenn man zu Beginn an einer geführten Kräuterwanderung teilnimmt. Auch später sollte man sich nicht genieren, wenn man noch ein Bestimmungsbuch braucht. Hier ist in jedem Fall Vorsicht die Mutter der Gewürzkiste. Das man nicht am Rand von vielbefahrenen Straßen sammelt oder in Parks, wo Hunde gerne ihr Geschäft verrichten, sollte sich von selbst verstehen.

Man hat von den Kräutern am meisten, wenn in den Blättern und Blüten der Wirkstoffanteil am höchsten ist. Das ist bei Blättern in der Regel vor der Blütezeit der Fall, bei Wurzeln sind das Frühjahr und der Herbst die beste Sammelzeit.

Als Tageszeit bietet sich der Mittag von sonnigen Tagen an, denn dann sind die Kräuter schön trocken. Selbst wenn man eine reich mit Kräutern übersäte Stelle entdeckt, sollte man sich zügeln und nicht alles abpflücken. Zum einen gibt man dadurch den Beständen eine Chance, sich wieder zu erholen, und zum anderen wollen andere Sammler ja auch etwas haben.

Ein Bestimmungsbuch ist eine praktische Investition, auch weil hier die Pflanzen abgebildet sind, die unter Naturschutz stehen. Allerdings zeigt sich hier auch, dass Deutschland eine Bundesrepublik ist. Welche Pflanzen nicht gepflückt werden dürfen, ist von Bundesland zu Bundesland verschieden. Es gibt jedoch Pflanzen, die auf der roten Liste stehen und deshalb deutschlandweit geschützt sind. Um nur ein paar Namen zu nennen: Arnika, Bärlauch, Maiglöckchen, Eisenhut, Enzian, Echter Eibsch, Gelber Fingerhut, Edelweiß oder Leinenbeutel. Die aktuelle Liste mit den geschützten Pflanzen und Kräutern kriegt man beim Naturschutzbund.

Ich habe mir im Laufe der Jahre ein Körbchen zugelegt, mit dem ich meinem Kollegen Wolfgang Tepper zufolge entfernt an Rotkäppchen erinnere, aber selbst die Aussicht, den bösen Wolf zu mimen, konnte Wolf(gang) noch nicht dazu bewegen, sich selbst einmal beim Kräutersammeln zu versuchen.

Bei mir ist das Frühjahr die große Sammelzeit. Da gehe ich auf die Pirsch nach Löwenzahn für Salate und Chutneys, und ebenso steht die ganz gewöhnliche Brennnessel, die ich für Tees verwende, auf meiner Abzupfliste.

Wenn man keine Lust zum Selbersammeln hat, gibt es natürlich Alternativen. So kann man Kräuter aus kontrolliertem Anbau in der Apotheke, auf dem Ökomarkt oder auf dem Bauernhof kaufen. Denn das Sammeln ist nur die eine Seite der Medaille. Danach muss man die Kräuter aufhängen und trocknen. Anschließend werden sie in einem Mörser zerstampft, was auch eine Kunst für sich ist, denn dabei sollen die Essenzen nicht beschädigt werden.

Für alle Pflanzen und Kräuter gilt: Frisch sind sie am besten. Wenn man die Kräuter für den Winter trocknet, sollte man sie dabei nie der direkten Sonneneinstrahlung aussetzen. Sonst gehen die ganzen Inhaltsstoffe flöten, und jegliche Mühe war umsonst.

Wenn man Kräuter als Tee genießen möchte, kann man mit 200 bis 300 ml Wasser einen Aufguss aus 2 bis 3 Teelöffeln der getrockneten Pflanzen machen. Dann das Ganze zehn Minuten ziehen lassen.

Aber Kräuter eignen sich auch als Beigabe zum Würzen von Gerichten oder Chutneys, Aufstrichen und Smoothies.

Pflanzen und Kräuter können natürlich keine vollwertigen Lebensmittel ersetzen. Aber sie sind zuverlässige Helfer, wenn es darum geht, den Appetit zu hemmen. Außerdem unterstützen sie die Nährstoffversorgung und helfen die durch den Zuckerabbau geplünderten Energiespeicher im Körper wieder zu füllen.

Früher lag ich mindestens ein Mal im Jahr für eine Woche flach. Erkältung, Kehlkopfentzündung oder auch eine handfeste Bronchitis. Zwischendurch konnte ich aufkeimende Erkältungen mit Ruhephasen und Kräutern abwenden. Nach circa drei Jahren Zuckerentzug wurde ich aber *gar nicht* mehr krank. Ab und zu klopft mal ein Halskratzen an, oder ich habe Gliederschmerzen und fühle mich schlapp, aber mit frischem Salbeitee (trinken und gurgeln) war's das am nächsten Tag auch schon wieder. Sollte das tatsächlich nur ein Zufall sein?

Das wollte ich natürlich genauer wissen. Ärzte sagen, Zucker soll entzündungsfördernde Botenstoffe im Körper lostreten.

Wenn Sie übergewichtig sind und alle Versuche, Gewicht zu verlieren, gescheitert sind, könnte es übrigens auch an entzündungsfördernden Substanzen in Ihrem Körper liegen. Es gilt als erwiesen, dass Übergewicht mit chronischen Entzündungen einhergeht. Vor allem raffinierter Zucker und auch Weißmehl können Entzündungen im Körper hervorrufen, zur Gewichtszunahme führen und eine Insulinresistenz erzeugen, die das Abnehmen wiederum behindert. Wenn Sie Zucker weglassen, wird dieser Kreislauf durchbrochen.

Außerdem übersäuert Zucker den Körper, was zu einer Immunschwäche führen kann. Wenn man hingegen den Zucker »absetzt«, kann sich das Immunsystem auf seine eigentliche Aufgabe konzentrieren, nämlich den Körper in Schwung zu halten. Das nenne ich mal einen angenehmen Nebeneffekt.

»WAS ISST DU, WENN DU SÜßES WILLST?«

oder

VERZICHT IST KEIN VERLUST

Ich werde oft gefragt, warum ich mich mit meinem Zuckerverzicht so kasteie. Wo bleibt denn da der Spaß am Leben!?
Ich sehe mein neues Leben eher unter dem Aspekt der Bereicherung als unter dem des Verzichts. Natürlich lasse ich den Haushaltszucker weg, aber ich füge meinem Leben ganz viel hinzu, vor allem im Vergleich zu vorher. Dazu gehören unter anderem auch Kräuter und pflanzliche Nahrungsmittel, die ich früher nicht besonders beachtet habe.

Zum Beispiel frühstücke ich meistens – im Winter jeden Tag – Haferflocken. Wie gesagt ist mein Frühstück übrigens immer warm, egal was ich esse. Auch gern mal süß, zum Beispiel mit Waffeln oder Pfannkuchen. Vor zehn Jahren hatte ich morgens kaum Hunger, das Mittagessen war die erste richtige Mahlzeit. Und das nicht ohne Grund: auch wenn ich zu der Zeit mediterran relativ »leicht« zu Abend gegessen habe, war es dennoch gern zwischen 20 und 21 Uhr. Die Leber und alle anderen inneren Organe sind etwa ab 19 Uhr im Ruhemodus, regelmäßig reißen wir sie so aus ihrem wohlverdienten Schlaf. Wir hören sie nicht (mehr), aber sie schreien uns an »Ey, was soll das?« Ja, ich kommuniziere mittlerweile mit meiner Leber, nach dem Motto, schau mal, heute hab ich schon um 17 Uhr zu Abend gegessen, und ich lass dich bis morgen in Ruhe. Den Alltag so spielerisch anzugehen ist wichtig, um die Leichtigkeit im Leben nicht zu verlieren.

Nach der TCM gibt es viele Vorteile eines warmen Frühstücks, die auch dem Zuckerverzicht zuträglich sind:
1. Es fördert die Verdauungskraft. Probieren Sie es einfach mal aus: Wie fühlen Sie sich nach dem Verzehr von kaltem Brot mit Käse oder Marmelade oder Müsli mit kalter Milch und wie nach einer Portion von meinem Haferflockenrezept?
2. Das sogenannte Mittagstief entfällt.
3. Der Heißhunger auf Süßes entfällt.
4. Nahrungsstoffe werden optimal verwertet, da sie gekocht werden.
5. Man ist satt, aber nicht platt.
6. Die Milz, die ihren Platz im Prozess der Verdauung zwischen Bauchspeicheldrüse und Darm hat, wird gestärkt.

Last, but not least:
7. Gehören Sie auch zu den Frauen, die immer kalte Füße (und/oder Hände) haben? Ich die längste Zeit meines Lebens auch, jetzt nur noch im tiefsten Winter mit falschem Schuhwerk (manchmal müssen es eben die High Heels sein, gell?).

Ich kenne viele, vor allem Männer, die das Gesicht verziehen und den sogenannten Porridge alles andere als lecker bezeichnen würden. Aber da kann ich nur empfehlen, es einfach mal zu versuchen – es gibt außerdem viele verschiedene Rezepte. An manchen Tagen lässt mich einzig und allein der Gedanke an meine heiß geliebten Haferflocken aus dem Bett springen. Man muss sie einfach »aufpimpen«. Ich füge ab und an Chia-Samen hinzu. Öfter würde es mein grünes Herz nicht zulassen, da der ökologische Fußabdruck viel zu groß ist. Aber sie setzen tatsächlich unseren regional äquivalenten Leinsamen einen drauf in Sachen Inhaltsstoffe. Und auch die Konsistenz mag ich sehr, denn sie poppen zu noch mehr Volumen auf, was dem Sättigungsgefühl sehr dienlich ist. Aber meistens sind es eben unsere heimischen Leinsamen, die ganz nebenbei erwähnt auch viel günstiger sind, die ich vorher röste! Kürbiskerne und Sonnenblumenkerne ebenso, außerdem Nüsse nach Wahl und Sesam. Allein der Duft, der dann in der Küche schwebt, macht mich schon happy.

Man kann natürlich auch frisches oder getrocknetes Obst hinzufügen, darauf verzichte ich allerdings, da es aus ayurvedischer Sicht nicht förderlich für die Verdauung ist. Der Körper hat eine ganz klare Agenda: Das schwer Verdauliche wird immer zuerst bearbeitet. Und da Obst leichter zu verstoffwechseln ist als zum Beispiel Brot oder Hülsenfrüchte, wird es erstmal beiseite geparkt. Je nachdem was man isst, kann das eine Weile dort warten und dabei schon anfangen zu gären. Und wenn die Mahlzeit im Magen fault und gärt, fördert das eine Übersäuerung des Körpers. Der gesamte Verdauungsprozess verlangsamt sich, und das ist nie gut, denn unser Ziel ist es ja, das Qi immer so fix wie möglich durch den Körper schießen zu lassen. Jede Verlangsamung kann letztendlich zu Übergewicht führen.

Isst man Obst auf leeren Magen, spielt es eine große Rolle bei der Entgiftung des Körpers und führt ihm viel Energie zu. Es hilft ihm, aktiv zu bleiben und Gewicht zu verlieren.

Das heißt für mich, ich esse mindestens eine halbe Stunde vor dem Porridge mein frisches Obst.

Trockenobst dient bei mir immer als Snack zwischendurch und befriedigt meine Lust auf Süßes. Wenn ich mich zum Beispiel im Winter aus unerklärlichen Gründen schlapp fühle, esse ich zwei, drei Wochen jeden Tag fünf getrocknete Aprikosen als Snack zwischen Frühstück und Mittagessen. Sie sind nicht nur süß und lecker, sondern haben auch keine Nebenwirkungen, und der Gang zum Arzt wird überflüssig. Aprikosen sind nämlich kleine Eisenbomben. So bin ich nicht auf Nahrungsergänzungsmittel angewiesen, vor allem nicht auf Eisenpräparate, die die Verdauung meistens total lahmlegen. Wer zwei Köpfe größer ist als ich, kann gern mehr als fünf am Tag essen. Die tägliche Kalorien- und Nährstoffzufuhr richtet sich ja schließlich auch nach der Größe eines Menschen. Nach dem Zucker-Detox reguliert der Körper die Menge eh, und man merkt schnell, wann man genug von den extrem süßen Früchtchen gegessen hat.

Die Samen und Nüsse im Porridge haben übrigens noch eine weitere Funktion: Sie sättigen nicht nur und machen glücklich, sondern sie regulieren auch den Blutzuckerspiegel, der wie allgemein bekannt nach dem Verzehr von Kohlenhydraten erhöht ist. Deswegen esse ich meine »Pralinen«-Datteln auch mit einer Walnuss und in Sesam oder Leinsamen gerollt. (Trocken-)Obst und Kohlenhydrate lassen den Blutzuckerspiegel also auch steigen, aber niemals so hoch wie Zucker, und niemals folgen Heißhungerattacken am nächsten Tag. Da wir ja alle auf unsere Figur achten wollen, sollte der Blutzuckerspiegel immer im moderaten Rahmen bleiben, damit wir länger satt sind! Denn wenn er erstmal im Keller ist, verlangt der Körper nach mehr, als wir eigentlich brauchen. Ich persönlich muss auch immer satt werden, um nicht ständig snacken zu wollen. Zweimal täglich esse ich mich pappsatt. Fazit: glücklich und schlank! Geht doch.

Hafer ist die Pflanze Nummer eins gegen depressive Verstimmung. Wir reden hier natürlich nicht von der pathologischen handfesten Krankheit Depression. Selbst da würden Haferflocken lindern, können aber die Krankheit allein nicht heilen.

Haferflocken lassen den Blutzuckerspiegel nicht so hoch steigen wie weißes Mehl oder Zucker, deswegen sind sie auch ideal für Diabetiker. Aber kombinieren Sie Getreide nicht mit Obst, sonst wird diese Wirkung aufgehoben. Der echte Hafer wurde vom Studienkreis der Arzneipflanzenkunde übrigens zu Recht zur Arzneipflanze 2017 gewählt. Begründung: positive Wirkung auf die Haut, bei Magen-Darm-Beschwerden und zur Vorbeugung von Diabetes Mellitus Typ 2 – also der Diabetes, der durch die Lebensweise entsteht (zu viel Zucker, zu wenig Bewegung).

Es gibt tatsächlich Menschen, die Haferflocken nicht vertragen oder sogar nicht lecker finden. Für die gibt es eine Spitzenalternative, die ich natürlich auch ab und zu esse. Sie ist leider wesentlich teurer als Haferflocken, aber wenn Sie sie einmal probiert haben, werden Sie überzeugt sein, dass sie jeden Cent wert ist: Die Rede ist von Erdmandeln, auch Tigernüsse genannt. Es handelt sich hier aber nicht um eine echte Nuss oder gar Mandel, die Pflanze gehört zur Gattung der Zypergräser. Der Ursprung liegt vermutlich in Afrika, aber mittlerweile werden die Knollen auch in Südeuropa angebaut, was dem ökologischen Fußabdruck und Qi dienlich ist. Sie ist zwar proteinärmer als Nüsse, hat auch weniger Eisen und Zink, dafür aber wertvolle Mineralstoffe wie Calcium, Magnesium, Natrium und Phosphor, und sie ist basisch. Ich kaufe sie im Biomarkt als Flocken und »pimpe« sie genauso wie meine Haferflocken. Sie sind süß und machen pappsatt.

Um den Appetit allgemein, aber vor allem in der Entwöhnungsphase von Zucker zu kontrollieren, kann man sich auch an Kräutern bedienen – vorzugsweise frische, getrocknete sind aber auch okay. Zum Beispiel Minze. Man kann frische Minzblätter mit heißem Wasser aufgießen und als Tee trinken. Ich empfehle, davon im Winter nicht zu viel zu trinken, da Minze von innen heraus den Körper auskühlt. Im Sommer gern den ganzen Tag. Außerdem kann man Minzblätter in den Salat streuen oder auch Gerichten hinzufügen. Besonders gut passt Minze ganz britisch in der grünen Sauce zum Roastbeef, vegetarisch im orientalischen Couscous-Salat oder im Erbsengemüse.

Ein weiteres appetithemmendes Kraut ist Johanniskraut. Wir alle kennen das Sprichwort »den Kummer in sich hineinfressen«. Und wirklich ist Trauer eine häufige Ursache für Übergewicht, da man in solchen Momenten gern zu Süßigkeiten greift. Daran, dass man sich am nächsten Tag so vollgefressen mit einem Kilo mehr auf der Waage noch schlechter fühlt, denkt man in so einem Moment natürlich nicht. Das machte mich zu einer sogenannten emotionalen Esserin: Stimmungsschwankungen mit Essen bzw. Süßem kompensieren.

Johanniskraut ist sogar in der Psychotherapie eine anerkannte Substanz, die stimmungsaufhellend wirkt. Ich empfehle, die Einnahme aber immer mit dem Arzt abzusprechen, da einige Nebenwirkungen auftreten können.

Auch Gemüse kann helfen, weniger Heißhunger zu entwickeln. Schon mal Topinambur probiert? Diese Wurzel wurde uns vom Himmel geschickt, auch wenn sie unter der Erde wächst. Die Ingwer ähnelnde Knolle hat einen Wassergehalt von annähernd 80 Prozent, und der Fettanteil liegt bei lediglich 0,4 Prozent. Durch die quellende Wirkung nach dem Verzehr entsteht jedoch ein nachhaltiges Sättigungsgefühl. Perfekt für jeden Diätplan und für Diabetiker.

Es gibt noch zwei weitere Dinge, bei denen ich mich seit meinem Zuckerverzicht reicher fühle als vorher. Habe ich schon erwähnt, dass meine PMS-Symptome über die Jahre schwächer geworden sind? Ich kenne keine Frau, die nicht einmal im Monat zumindest eine Beschwerde hat. Mich plagten am ersten Tag meiner Menstruation Unterleibskrämpfe, zwei Tage davor miese Laune und manchmal Weltuntergangsgedanken. Meine armen Mitmenschen. Aber nach und nach wurde es besser. Wahnsinn! Meine TCM-Ärztin meinte auch, dass keines der monatlichen Symptome eigentlich sein müsste, das hätte die Natur so gar nicht vorgesehen – sie sind nur unserer ungesunden Lebensweise geschuldet.

Mann, Mann, Mann, was Zucker für einen weitreichenden Einfluss auf mein Leben hatte, ohne dass ich es jemals geahnt hätte.

Andere Frauen beklagen Rückenschmerzen, Brustspannen, Migräne ... Alle Symptome können verschwinden, aber auch hier benötigt der Körper Zeit, um die jahrelange Imbalance wiederherzustellen. Aber er tut es. Er kann gar nicht anders, wenn wir ihn nur richtig behandeln. Er geht, wenn wir ihn lassen, immer wieder in seinen Ursprungszustand zurück. Allein dafür sollte jeder seinen Körper lieben.

Ein Symptom des Klimakteriums kann Schlaflosigkeit sein. Spätestens dann sollten Sie Ihren Zuckerkonsum stark reduzieren beziehungsweise ganz einstellen! Auch laut TCM fördert Zucker die typischen Hitzewallungen und Schlafstörungen. Beginnen Sie damit schon vorher, so wie ich, können spätere Symptome auch schwächer auftreten oder sogar ganz ausbleiben.

In der Phase der Wechseljahre empfiehlt die TCM generell auf Hitze erzeugende Nahrungsmittel zu verzichten. Besonders Kaffee und Rotwein, aber auch Alkohol und natürlich wieder Zucker fördern Hitzewallungen und Nachtschweiß, genauso wie das Austrocknen des Körpers. Empfehlenswert sind gekochte Speisen aus neutralen und erfrischenden Nahrungsmitteln (siehe auch das Kapitel über TCM), regelmäßiger Verzehr von Hülsenfrüchten sowie viele frische Kräuter. Hier helfen besonders gut Frauenmantel, Schafgarbe und Hopfen. Prophylaktisch beziehungsweise in der Frühphase auch Mönchspfeffer und Passionsblume. Dreimal täglich eine Tasse Tee mit diesen Kräutern ist optimal. Besonders wirksame Lebensmittel, die Sie regelmäßig verzehren sollten, sind Sojaprodukte (Sojasprossen, Tofu oder Miso).

Seitdem bekannt ist, dass ich dem Zucker abgeschworen habe, werde ich oft gefragt, wie ich nur auf Kuchen oder Eis verzichten kann – aber ich kann alle Fragenden beruhigen: Das tue ich gar nicht. Ein Leben ohne *süß* und *Sünde* wäre nicht mehr lebenswert. Nach etwa fünf Jahren zuckerfrei fragte mich meine Mutter, ob sie mir denn nie wieder einen Kuchen zum Geburtstag backen dürfe? Ihre Augen glänzten dabei verdächtig feucht. Was in diesem Moment in ihr und mir vorging, kann man nicht erklären, das versteht man nur, wenn man eine griechische Mutter persönlich kennt oder eben den Film *My Big Fat Greek Wedding* gesehen hat. Mir brach es fast das Herz, sodass ich meinte, na klar, wenn du statt Zucker Trockenobst und Nüsse nimmst. Schließlich aß ich ab und zu Pfannkuchen zum Frühstück als Kuchenersatz und der war auch süß. Also müsste doch auch Kuchen gehen. Gesagt, getan. Wenn jemand etwas hinbekommt in der Küche, dann Mama. Nun bekomme ich wieder jedes Jahr zum Geburtstag einen Kuchen gebacken. So wie früher als Kind.[8]

Ich werde auch oft gefragt: »Was isst du denn, wenn du dich belohnen willst oder einfach Lust auf Süßes hast?!«

Meine Pralinen sind Medjool-Datteln – am liebsten noch mit einer Walnuss drin – und meine »Kügelchen«.[9] Mhm. Viele Kalorien, ja, auch der Blutzuckerspiegel steigt, aber wieder nicht so krass wie bei Zucker.

Hinzu kommt ein Effekt, der für manche ein wenig »crazy« klingt: Wir alle kennen das Glücksgefühl beim Verzehr von Schokolade. Glückshormone schießen durchs Blut, das Belohnungszentrum vom Gehirn ist aktiv, und wir sind einfach nur happy. Jetzt kommt es: Nach dem Zuckerentzug schmeckten meine Pralinen noch intensiver, und das Gefühl ist auch nicht so »flach« wie beim Zucker. Es ist ein viel intensiveres Glücksgefühl, das richtig tief geht. Es ist wirklich schwer zu beschreiben. Muss man erleben! Aber bei Schokolade bin ich nie so dermaßen vor Glück durch die Decke geschossen.

Und was Nussnougatcremes und Konsorten angeht, habe ich sogar drei Alternativen:

1. Meine selbst hergestellte Kokos-Dattel-Creme (Siehe *Kokoscreme* im Rezeptteil.)
2. Mandelmus
3. Tahini aus dem Biomarkt

---

[8] Dieser *Selfmade-Kuchen* meiner Mama steht auch im Rezepte-Kapitel am Ende dieses Buches.
[9] Für beides finden Sie im Anhang die Rezepte.

Die Kämpfe und der Eiertanz um das Glas der Sünde bleiben genau dieselben – mit dem Unterschied, dass es nach einem *Cheat Day* nicht sofort ansetzt, nicht süchtig macht, meine Haut nicht zerschießt, meine Zähne nicht verfaulen lässt und keine üble Laune folgt.

In den sozialen Netzwerken und auf meinem Blog anastasia.zampounidis.de/blog werde ich am meisten gefragt, ob ich auch Obst esse und ob Fruktose wirklich ungesund ist. Deswegen will ich hier ein paar klärende Worte dazu verlieren:

Ja, ich esse Obst. Gerade eben habe ich eine süße Mango aus Spanien gegessen, die mir förmlich im Mund explodierte, so süß war sie. Diese Süße wollte ich, die wollte ich wirklich, ganz im Unterschied zur Schokolade.

Im Sommer können es schon mal bis zu fünf Stück Obst am Tag werden, im Winter 2–3. Darin enthalten sind auch Trockenobst oder mein morgendlicher Saft (100 ml). Ich achte darauf, dass es nicht zu viel Trockenobst wird, da dies sehr kalorienhaltig ist.

In frischen, ganzen Früchten ist die Fruktose nicht problematisch, da wir sie dort nur in vergleichbar geringen Mengen zu uns nehmen. Gleichzeitig gibt es positive Begleiterscheinungen durch die erhebliche Menge an Mineralien, Vitaminen, sekundären Pflanzenstoffen und Ballaststoffen.

Ballaststoffe machen satt und lassen den Fruchtzucker nur langsam in den Körper übergehen. Auch das große Volumen der frischen Kost sorgt dafür, dass wir uns nicht überessen.

Wenn Fruktose in konzentrierter, reiner Form gewonnen wird, gehen die oben genannten Inhaltsstoffe verloren, und dann wird's problematisch. Zurück bleibt nur der reine Zucker der Frucht. Meist in Form von Saft oder Sirup. Deswegen entfallen auch Ahornsirup, Agavensirup oder -dicksaft und Honig aus meinem Essensplan. Denn in derart konzentrierter Form hat die Fruktose die gleiche Wirkung auf den Körper wie Haushaltszucker.

Wenn man es genau nimmt, ist Trockenobst auch bearbeitete Nahrung, da ihr beim Trocknen Wasser entzogen wurde. Wir könnten niemals so viele Äpfel essen wie getrocknete Apfelchips. Deswegen muss man hier auch aufpassen. Nach meiner Erfahrung wird man aber von Trockenobst nicht gleich süchtig – anders als beim Haushaltszucker.

In der Industrie gibt es noch weitere Formen von Fruktose, die extrem konzentriert sind: Maissirup und Fruktosesirup (verschiedene Früchtesirups gemischt). Sie sollen extreme Süße geben und das Produkt somit leckerer für den Konsumenten machen. Zu finden sind sie zum Beispiel in damit angereicherten Säften, aber auch frische oder pasteurisierte Säfte enthalten extrem viel Fruktose.

Leider muss man den selbstgepressten Orangensaft auch darunter einordnen, da man hier auch nur die flüssigen Bestandteile rauspresst und somit konzentrierten Fruchtzucker erhält. Ein Glas O-Saft enthält so viele Kalorien wie ein Glas Cola. Und für ein Glas, das schnell getrunken ist, braucht man locker fünf Orangen. Wir würden niemals fünf Orangen in wenigen Minuten essen können.

Ein weiteres Problem: Fruktose wird insulinunabhängig verstoffwechselt, anders als Glukose. Um Letztere aus dem Blut in die entsprechenden Zellen (Gehirn und Muskeln) zu befördern, schüttet der Körper das Hormon Insulin aus. Wird viel Glukose aufgenommen, wird der Überschuss in Fettzellen und der Leber gespeichert. Da aber bei der Fruktose kein Insulin ausgeschüttet wird, wird der Überschuss nicht verteilt auf Fettzellen und Leber, sondern die Leber muss die Ladung alleine bearbeiten. Unser Blut ist immer bemüht, den Zuckergehalt gleich zu halten. Kleine Mengen an Fruktose sind kein Problem, aber kommt die konzentrierte große Ladung, ist die Speicherkapazität der Leber überfordert, sie muss viel mehr Fett speichern, als sie es normalerweise tut. Die Folge: eine Fettleber, wie man sie sonst vom erhöhten Alkoholkonsum kennt. Die gesamte Funktion dieses Organs ist gestört. Am schlimmsten ist Fruktose in Form von Säften und Softdrinks, da sie in flüssiger Form viel schneller durch unseren Magen ins Blut gelangt. Die Leber wird dadurch völlig überfordert.

Das Hormon Insulin hat noch einen weiteren Vorteil: Es aktiviert das Hormon Leptin, das ein Sättigungsgefühl fördert. Fruktose blockiert aber dieses Leptin und verhindert damit das Sättigungsgefühl. Wir bleiben also (hormonell) hungrig und wollen (mehr) essen. Wir können nicht mehr intuitiv essen und auf die natürlichen Bedürfnisse des Körpers hören.

Der letzte Punkt: Reine Fruktose hat eine viel stärkere Süßkraft als Glukose. Das heißt, unsere Geschmacksrezeptoren gewöhnen sich viel schneller an ein höheres Maß an Süße. Die Industrie freut sich, weil sie starke Süße durch wenig Zuckerzusatz erreicht – und wir werden dabei konditioniert und abhängig gemacht.

Es gibt übrigens auch Konzepte zur Zuckerfreiheit, die empfehlen, in den ersten Wochen auch auf Obst zu verzichten, sogar auf Kohlenhydrate. Das halte ich nicht für sinnvoll, da diese Strenge aus meiner persönlichen Erfahrung erstens nicht sein muss, um der Zuckersucht Ade zu sagen, und zweitens einen körperlichen und emotionalen Super-GAU hervorrufen könnte, sodass anschließend der Zucker-Jo-Jo-Effekt droht.

Und da ich gerade auf meiner kleinen Kanzel stehe, möchte ich auch noch ein paar Worte zum Thema Kohlenhydrate sagen. Gleich vorweg: Frei nach Harald Schmidt sage ich Ja zu Kohlenhydraten. Es stimmt, Kohlenhydrate werden im Körper zu Zucker und versorgen unter anderem das Gehirn. Deswegen machen sie uns auch so glücklich. Das Gehirn schüttet die allseits bekannten Glückshormone aus. Aber wir nehmen keinen Industriezucker zu uns! Das ist ein entscheidender Unterschied, das Suchtpotenzial liegt hier meiner Erfahrung nach nicht vor. Das liegt auch daran, dass man zwischen gesunden und ungesunden Kohlenhydraten unterscheiden muss.

Aber natürlich gibt es Gründe, warum diese Stoffklasse in Verruf geraten ist, und zwar hauptsächlich dann, wenn es ums Abnehmen oder Gewichthalten geht. Einige denken außerdem, sie vertragen Gluten nicht, das nur in kohlenhydratreichen Nahrungsmitteln vorkommt, ein paar wenige sind tatsächlich allergisch oder leiden an Zöliakie und reagieren mit einer Entzündung, die sogar tödlich enden kann. Aber zu Letzteren gehört maximal ein Prozent der deutschen Bevölkerung.

Natürlich muss niemand Kohlenhydrate essen. Ich finde es einfach nur schade, wenn man sich der Glücksgefühle beraubt, außerdem kann man günstig, weil regional, viele wertvolle Nährstoffe und Ballaststoffe zu sich nehmen, die auch für angenehme Sättigung sorgen.

Die »leeren« Kohlenhydrate wie Zucker und Weißmehl sollte man tatsächlich weglassen, damit fallen auch alle verarbeiteten Backwaren und Süßigkeiten weg. Aber es gibt eben auch gesunde Kohlenhydrate, wie zum Beispiel in Obst und Gemüse und einigen Getreidesorten. Die sind immer okay. Wünschenswert ist es, eine Schnittmenge zu finden von Lebensmitteln, die gesund sind und die man sehr liebt. Wenn ich zum Beispiel Lust auf Nudeln habe, greife ich zu Dinkelvollkornnudeln. Oder Vollkornreisnudeln. Letztens habe ich sogar Nudeln aus roten Linsen entdeckt. Eine tolle Abwechslung.

Es scheint tatsächlich so, dass bei manchen Menschen Kohlenhydrate sofort ansetzen, bei anderen nicht. Stimmt das? Wenn ja, warum und zu welcher Gruppe gehört man selbst?

Wie immer muss man das Thema differenziert betrachten. Denn eine allgemein gültige Aussage nützt nicht viel. Wie der Körper mit Kohlenhydraten umgeht, hängt von biochemischen Prozessen ab und natürlich von ganz persönlichen Faktoren wie Gewicht, Alter und Lifestyle.

Kohlenhydrate werden im Körper gespeichert, und dazu wird Wasser benötigt. Wenn man nun drei Wochen zusätzlich zu den ungesunden Kohlenhydraten auch alle Getreidesorten, Kartoffeln und Reis weggelassen hat, daraufhin ein paar Kilos gepurzelt sind und man dann wieder dazu greift, kann die Waage ruckzuck wieder in die Höhe schnellen. Aber dann handelt es sich auch um Wasser und nicht nur Fett. Wasser verlässt den Körper schnell, Fett braucht dazu mehr Zeit und umgekehrt. Viele halten das Low-Carb-Konzept eh nicht lange durch, weil der Heißhunger nach Kohlenhydraten irgendwann so groß wird, dass man rückfällig wird. Der Frust ist vorprogrammiert. Und meistens greift man an dieser Stelle auch wieder zu Zucker! Für viele beginnt hier der Teufelskreis.

Die Lösung sind die gesunden Kohlenhydrate.

Im Körper führen diese dazu, dass das Hormon Insulin ausgeschüttet wird. Nun haben manche Menschen durch jahrelangen massiven Zucker- und Weißmehlkonsum schon eine Insulinresistenz entwickelt. Bei ihnen können Kohlenhydrate tatsächlich schnell ansetzen. Menschen mit niedrigem Körperfettanteil sind insulinempfindlicher und reagieren auf Kohlenhydrate mit niedrigerem Blutzucker und ohne die einhergehenden Stimmungsschwankungen.

Fühlt man sich zum Beispiel platt und erschlagen, nachdem man Kohlenhydrate gegessen hat, könnte das ein Hinweis darauf sein, dass die eigene Insulinempfindlichkeit niedrig ist. Aber man kann etwas dagegen tun. Grüner Tee zum Beispiel soll an dieser Stelle dienlich sein. Aber erstmal sollte man seinen Körper beobachten, wenn man die ungesunden Kohlenhydrate weglässt. Ist ein Unterschied zu vorher zu sehen?

Man sollte um die fünfzig Prozent seiner Nährstoffe pro Tag über Kohlenhydrate aufnehmen, eingeschlossen Obst, Gemüse und Getreide. Ist der Körperfettanteil hoch, dann reichen dreißig Prozent. Ob man abnimmt oder nicht, hängt immer davon ab, was man isst und ob man regelmäßig mehr Energie zu sich nimmt, als man verbraucht.

Isst man naturbelassen, ist die halbe Miete schon bezahlt. Dazu kommt Bewegung, zwei Mal pro Woche Sport (Kraft und Ausdauer) und circa 10 000 Schritte am Tag führen langfristig dazu, den Körperfettanteil zu senken und die Insulinresistenz zu verringern. Bei einem »sitzenden Alltag« empfehle ich die 30-Prozent-Variante.

Mindestens genauso in Verruf geraten wie Kohlenhydrate ist Weizen. Wo liegt hier das Problem? Weizen ist das günstigste Getreide und wird deswegen hauptsächlich in unserer Lebensmittelindustrie verwendet. Dadurch nehmen wir viel zu viel davon zu uns. Vom Frühstücksbrötchen über Pasta zum Mittagessen und die Brotzeit am Abend, zwischendurch noch Kuchen oder Kekse. Er kühlt uns nicht nur von innen aus (siehe das Kapitel über TCM) und stört unsere innere Balance, sondern er hat noch einen weiteren unmittelbaren negativen Effekt auf uns. Die Züchtung von Weizen über die vergangenen Jahrzehnte hat dazu geführt, dass das pflanzeneigene Weizenlektin sehr aggressiv geworden ist. Er sollte resistenter gegen Pilzbefall werden und somit ertragreicher. Lektin produziert eine Pflanze nämlich, um sich zum Beispiel gegen Schädlinge zu schützen. Die Folge: Das enthaltene Weizenlektin (WGA) kann neben dem Hervorrufen von Unwohlsein oder Völlegefühl auch das Immunsystem schwächen, dadurch Entzündungsprozesse im Körper verursachen und somit Krankheiten wie Arthrose, Diabetes oder sogar Krebs fördern.

Zum Glück gibt es leckeren Ersatz, bei dem der Lektingehalt geringer ist. Diese Produkte sind zwar etwas teurer, aber man sollte Getreide und seine Alternativen ohnehin nicht als Hauptbestandteil einer Mahlzeit ansehen (es sei denn, man möchte Gewicht zulegen): Ich liebe Dinkel und Hafer, aber auch Roggenbrot vertrage ich viel besser als Weizen, und das obwohl m

Wissenschaftler meinen, die Wirkung wäre dem des Weizens sehr ähnlich. Hirse nährt die Milz, und dann gibt es noch Quinoa, Amaranth, Emmer und Buchweizen, die ein befriedigendes Sättigungsgefühl erzeugen.

Übrigens: Vollkornweizenmehl macht kaum einen Unterschied und funktioniert somit nicht als Alternative.

DAS IST NICHT LUSTIG

oder

EIN KINDERARZT IM KAMPF GEGEN KONZERNE

Jetzt kann ich es ja zugeben.

In den ersten Jahren meines zuckerfreien Daseins war ich manchmal schon ganz schön allein. Es gibt Momente im Leben, da bewahrheiten sich selbst die abgedroschenen Sprichwörter. Wie zum Beispiel: »Geteiltes Leid ist halbes Leid – geteiltes Glück ist doppelte Freude.«

Vor allem die Freuden teilen war ein Problem, weil ja niemand nachvollziehen konnte, welche Veränderungen sich in meinem Körper vollzogen und welche Glücksmomente ich dabei durchlebte. Anfangs hatte ich schon den Versuch gemacht, diese Erfahrungen zu kommunizieren, aber an den Reaktionen einiger erkannte ich, dass sie mich offenbar für ein wenig durchgeknallt hielten. Andere äußerten rundweg die Vermutung, ich könnte einer dubiosen Sekte beigetreten sein.

Mit meinen Leiden und Problemen war ich ebenfalls auf mich allein gestellt, weil ich ja niemanden kannte, der ebenso rigoros Zucker aus seinem Leben verbannte. Im Rückblick denke ich, dass das vielleicht auch ganz gut gewesen ist, denn vermutlich wäre mir jemand anderes, der mit einer solchen Konsequenz sein Leben umgekrempelt hatte, sogar unheimlich gewesen.

Schade war aber, dass ich auch niemanden hatte, mit dem ich mein Engagement teilen konnte. Denn es gab schon Momente, in denen ich mich fragte, ob ich wirklich so gut wie allein mit meiner Mission war. Sicher, ich fühlte mich besser, mir ging es besser, aber es fanden sich immer wieder Menschen, die die These vertraten, das sei alles doch mehr oder weniger Autosuggestion.

Wenn ich ihnen entgegnete, dass unsere Vorliebe für Süßes eben einer Konditionierung entspringt und dass man dieser Konditionierung entfliehen kann, war eine häufige Entgegnung: »Wer sagt dir denn, dass deine zuckerfreie Lebensweise nicht auch nur eine Konditionierung ist?« Sie argumentierten weiter, wenn ich mit meiner These recht hätte, dann könnte es doch durchaus sein, dass ich nur einer anderen Illusion aufgesessen sei.

Allerdings frage ich mich, was der Unterschied zwischen einer Illusion und der Wirklichkeit ist, wenn es um Gefühle geht – ich fühlte mich ja *tatsächlich* besser als vorher, und damit wäre die Konditionierung auf Zuckerfreiheit zweifellos die bessere Wahl. Mein Körper sagte mir jeden Tag, dass es richtig war, was ich tat. Allerdings kommunizierten wir eher auf einer nonverbalen Ebene, und so konnte er sich schlecht in den Dialog mit Dritten einmischen.

Doch zum Glück gab es da einen Mann, bei dem ich immer Trost fand, wenn ich ihn brauchte. Der mich mit seiner Zuversicht bestärkte, mir mit seiner glasklaren Argumentation zeigte, dass ich nicht irgendeinem Hirngespinst aufgesessen war, sondern etwas erkannt hatte. Meine neue Diät hatte logische Gründe, mein Plan Hand und Fuß.

Es gibt Menschen, bei denen ist der Name nicht Programm. Zum Glück. Das heißt, ein lustiger Mensch ist Prof. Dr. Robert H. Lustig, seines Zeichens Kinderarzt aus San Francisco, schon. Nur was er zu sagen hat, ist sehr ernst. Eines seiner bekanntesten Zitate lautet: »Zucker ist ein Gift!«

Dr. Lustig ist einer der wenigen Ärzte, die es wagen, die gesamte amerikanische Zuckerindustrie und -lobby gegen sich aufzubringen. Als ich diesen charismatischen Mann zum ersten

Mal in einer Doku gesehen und seine Erkenntnisse gelesen, gesehen und gehört habe, fühlte ich mich endlich richtig verstanden. Denn – gelinde ausgedrückt – anfangs hat man mich schon belächelt, wenn ich Zucker für die ungesunde Ernährung und somit den ungesunden Lifestyle unserer Zivilisation verantwortlich machte und meinte, das weiße Gift käme aus einer Etage unter uns – direkt aus der Hölle.

Vielleicht ist er deshalb so furchtlos, weil er ein waschechter New Yorker ist. Dr. Lustig ist in Brooklyn aufgewachsen, dann ging er nach Boston an das renommierte Massachusetts Institute for Technology (MIT), um dort seinen Bachelor zu machen. Als er damit fertig war, ging er an die Elite-Uni Cornell University und machte dort seinen Doktor der Medizin. Absolventen mit so einer Vita enden in der Regel in teuren Privatkliniken, wo sie sich um die großen und kleinen Krankheiten der gut Betuchten kümmern. Dr. Lustig ging nach St. Louis an ein Kinderkrankenhaus, wo ihm auffiel, dass immer mehr Kinder immer beleibter wurden. Seit 2001 lehrt und forscht Robert Lustig an der Universität von Kalifornien in San Francisco, aber dabei hat er sein Herz für Kinder nicht vergessen. In seiner täglichen Arbeit hilft Dr. Lustig adipösen Kindern immer noch, wieder gesund und schlank zu werden.

Dr. Lustigs Forschungen belegen, dass das Phänomen der massenhaften Fettleibigkeit erst im Jahr 1980 begann. Vermutlich hätte es sich noch schneller ausgebreitet, wenn damals nicht Jane Fonda mit ihren Aerobic-Videos eine Fitnesswelle ausgelöst hätte. Auch die Insulinresistenz tritt in ihrer weit verbreiteten Form erst seit 1984 auf.

Ihm fiel bei seiner Arbeit auf, dass vor zwanzig Jahren ein Kind mit Diabetes Typ-2 (also der Zuckerkrankheit, die nicht genetisch vererbt wird) eher selten vorkam, dies aber heute fast normal ist – weltweit! Lustig sagt, dass es eine Epidemie von Säuglingen mit Übergewicht gibt. Das könnte natürlich damit zu tun haben, dass es leider viele Eltern gibt, die nicht wissen, wie sie sich selbst und ihre Kinder gesund ernähren sollen. Es könnte aber auch daran liegen, das bestimmte Babynahrungssorten besser als Baby-Milchshakes bezeichnet werden sollten.

Vertreter der deutschen Zucker-Vereinigung behaupten, dass wir einfach zu viel essen und uns zu wenig bewegen. Bei Kindern seien Eltern schuld am Übergewicht. Ist das wirklich immer so? Ich denke, nicht. Nicht alle berufstätigen Eltern haben die Zeit, sich intensiv mit den Inhaltsstoffen der Ernährung zu befassen. Außerdem ist es fast unmöglich, zu kontrollieren, was ein Kind im Laufe des Tages zu sich nimmt. Ich habe eine neunjährige Nichte, die ihr erstes Lebensjahr komplett zuckerfrei verbracht hat, doch ab dem Zeitpunkt, zu dem sie in die Kita kam, war's damit vorbei. Alle anderen Kinder brachten viel Süßes mit. Klar ist das die Verantwortung der Eltern, aber was, wenn Eltern dank pfiffiger Marketingstrategien die vermeintlich gesunden Naschereien für tatsächlich gesund halten, diese aber alles andere sind!? Was, wenn das Kind danach bettelt und schreit? Das tut es, weil es von der Lebensmittelindustrie mit Absicht dahin konditioniert wird. Durch all die versteckten Zuckersorten in diesen angeblich gesunden und nahrhaften Nahrungsmitteln. Und schon ist die Sucht im Hirn festgesetzt. Ich weiß, wovon ich spreche. Und ich weiß aus eigener Erfahrung, wie Kinder ihre Eltern austricksen, um an Süßigkeiten zu kommen. Natürlich war ich spätestens als Erwachsene für meine Nahrungsaufnahme verantwortlich, aber wenn ich nicht wusste, was ich wirklich zu mir genommen habe, wie kann die Verantwortung dann nur bei mir gelegen haben?

Für Dr. Lustig kann es der Zucker in seiner Gefährlichkeit mit Alkohol, Tabak und illegalen Drogen aufnehmen – alles Stoffe für die es in den Vereinigten Staaten Behörden und strenge Auflagen gibt.

Dabei geht es Dr. Lustig nicht darum, Zucker zu verbieten. Er will aber, dass die Industrie reguliert wird und dass zwischen Verbrauchern und Produzenten zumindest Chancengleichheit besteht. Dabei beruft er sich unter anderem auf die amerikanische Unabhängigkeitserklärung, in der jedem Menschen das Recht zugesprochen wird, in Freiheit zu leben und sein Glück zu suchen. Und wenn einem das Gehirn durch Fruktose vernebelt wird, geht das ja wohl eher schlecht.

Manchmal erinnert sein Kampf an den von David gegen Goliath, aber Robert Lustig ist in mehrfacher Hinsicht für seine Aufgabe qualifiziert. Zum einen ist er ein Kinderarzt, der langjährige Praxiserfahrung hat. Wann immer Repräsentanten der Zuckerindustrie versuchen, seine Thesen zu entkräften, ja manchmal sogar leugnen, dass es diese Symptome überhaupt gibt, dann verweist Dr. Lustig einfach nur trocken auf den einen oder anderen Fall aus seiner Praxis. Und wenn der Kontrahent immer noch die Fakten bestreiten will, bemerkt Robert Lustig nur, dass er als Arzt verpflichtet sei, sich um alle Menschen zu kümmern, und wenn der Diskussionsgegner noch weiterhin Probleme mit der Wahrheit hätte, dann könne er gern einen Termin vereinbaren. Da würde ihm dann geholfen werden.

Darüber hinaus hat Robert Lustig auch Jura studiert, und dies kommt ihm bei einem weiteren Aspekt des Kampfes gegen die Zuckerflut zu Hilfe. Im Kern geht es dabei um die Frage, ob Zucker nun süchtig macht oder nicht. Wie ich weiter vorn geschrieben habe, habe ich meine Abhängigkeit eindeutig als Sucht klassifiziert. Und ich konnte nur davon loskommen, indem ich mir diese Abhängigkeit eingestanden habe.

Mit meiner Einschätzung bin ich in guter Gesellschaft. Robert Lustig präsentiert ein Interview, in dem der Musiker Eric Clapton recht freimütig von seiner Heroin-Abhängigkeit erzählt. »Können Sie sich noch an Ihre Einstiegsdroge erinnern«, wurde Clapton von seinem Interviewer befragt. Und natürlich erwarteten die meisten, er würde Marihuana nennen oder Kokain oder Aufputschmittel. Aber Clapton musste nicht lange überlegen. Er sagte: »Zucker. Jede Menge Zucker.«

Wenn aber global agierende Konzerne mit im Spiel sind – bei aller Warenvielfalt, die wir auf den Tisch bekommen, stecken hinter den ganzen Marken summa summarum nicht mehr als zehn riesige Unternehmen – ist die Sache nicht mehr so einfach. Denn die Firmen haben auch Anwälte, die wissen, was passiert, wenn eine Zuckersucht einwandfrei nachgewiesen werden kann. Dann würde es Schadensersatzforderungen hageln, und vermutlich könnte sogar der Gesetzgeber (der immerhin direkt von den Wählern beauftragt wurde) verlangen, dass die Bevölkerung vor diesem schädlichen Gift beschützt wird.

Deshalb gibt es viele Studien, die am Ende immer wieder drauf hinauslaufen, dass Zucker kein abhängig machendes Gift sein kann, weil es ein so fundamentaler Bestandteil unserer Nahrung ist.

Allerdings gibt es einen weiteren Stoff, der zwar unbestritten ein Körpergift ist, aber daneben zweifellos einigen Nährwert hat: Alkohol. Ich würde es zwar niemandem raten, doch theoretisch könnte man sich seine Energie auch aus Hochprozentigem beschaffen.

Ein weiterer Grund, weshalb Robert Lustig ein guter Gewährsmann ist, ist, dass er nicht nur Allgemeinmediziner ist, sondern als Endokrinologe auch auf die Wirkung von Hormonen spezialisiert.

Vorab aber eine kurze Warnung: Wem angesichts von Tierversuchen unbehaglich wird, der sollte die nächsten paar Absätze besser überspringen.

Wissenschaftliche Arbeiten müssen eine These beweisen. Ein beliebtes Mittel dafür ist das sogenannte *cross referencing*, was ganz einfach gesagt so funktioniert: Wenn A + B = C und D + B = C, kann man schlussfolgern, dass A und D in ihren Eigenschaften gleich sind.

Ratten haben nun leider das Schicksal, in vielen Fällen als Versuchstiere für unsere Zwecke zu dienen. Als man testen wollte, ob eine Abhängigkeit zum Beispiel in Sachen Salz besteht, machte man Folgendes. In Ratten wurde das Hormon lahmgelegt, welches die körpereigene Salzversorgung regelte. Daraufhin legte man den Ratten Salzsteine in den Käfig, auf die sie sich wie verrückt stürzten. Dann aktivierte man ihre körpereigene Hormonproduktion wieder, was zur Folge hatte, dass die Ratten die Salzsteine fürderhin links liegen ließen.

Schlussfolgerung: Salz macht nicht süchtig.

Als man dasselbe Experiment mit Zucker machte, verschlangen die Ratten den Zucker auch noch, als ihre Hormonproduktion längst wieder angeworfen worden war.

Schlussfolgerung: Zucker macht süchtig?

Nicht ganz. Es gibt genügend Wissenschaftler, die wortreich und durchaus kompetent in Zweifel ziehen, dass Erkenntnisse von Ratten – so hochentwickelt diese Nager auch sein mögen – direkt auf den Menschen übertragen werden können. Von wem einige dieser Studien bezahlt werden, muss ich – glaube ich – in diesem Kontext nicht mehr besonders betonen.

Dr. John Sievenpiper, ein anderer Vertreter auf der Seite der Zuckerindustrie, versuchte die Zuckersucht mit folgendem Beispiel zu widerlegen: In derselben Zeit, in der der Zuckerverbrauch anstieg, wurde auch mehr Mineralwasser verkauft. Dennoch würde niemand auf die Idee kommen zu sagen, mehr Mineralwasser bedeutet mehr Fett.

Na ja.

Auch hierzulande wird etwas eigenwillig argumentiert.

In einer Infobroschüre der Wirtschaftlichen Vereinigung Zucker (Verein der Zuckerindustrie) heißt es, der Konsum von Zucker hätte nichts mit Übergewicht zu tun (»Zwischen dem Zuckerverzehr der Bevölkerung und dem Körpergewicht gibt es keinen Zusammenhang.«). Weiter steht da: »Der Zuckerabsatz in Deutschland ist [...] seit Jahrzehnten praktisch konstant. Damit kann der Zucker nicht die Ursache für den Anstieg der Zahl der Übergewichtigen sein.«

Natürlich hat die Zuckerindustrie noch weitere Organisationen, die ihren Standpunkt vertreten. Wie die Leser mittlerweile wissen, ist man in der Welt des Zuckers ohne eingängige Abkürzungen aufgeschmissen, also geben sich Lobby-Organisationen Namen wie ARISE, ausgeschrieben Associates for Research into Science of Enjoyment.

Die Strategien der Zucker-Verteidiger sind vielfältig, aber weit verbreitet sind folgende Methoden: Zum einen wird Zuckerkritikern unterstellt, sie seien Spaßbremsen, die andere Menschen am Genießen hindern wollen, obwohl die doch niemandem mit ihrem privaten Vergnügen schaden. Und ein weiteres Argument zielt in Richtung freie Selbstbestimmung. Freie Bürger hätten das Recht auf freien Zugriff zum Zucker.

Die Lebensmittelindustrie arbeitet mit ähnlichen Strategien wie die Tabakkonzerne. Kritische Wissenschaftler werden diskriminiert. Verzerrte Studien werden als neutral ausgegeben, und man versucht, Einfluss auf die Gesetzgebung zu nehmen.

In seinem Kampf gegen die Lebensmittelgiganten orientiert Dr. Lustig sich möglicherweise deshalb an den Aktivisten, die vor einigen Jahren die Zigarettenindustrie in die Knie gezwungen haben. Rückschläge stören ihn nicht. 2003 drangen Mediziner zum ersten Mal darauf, dass die Weltgesundheitsorganisation WHO eine Empfehlung verabschieden sollte, nach der in der täglichen Nahrungsaufnahme nicht mehr als zehn Prozent Zucker enthalten sein sollten. Das wurde damals noch durch Lobbyisten der Industrie verhindert. Die USA gehören zu den größten Finanziers der WHO, und sie weigerten sich weiter zu zahlen, sollte diese Empfehlung verabschiedet werden. Die WHO knickte ein. Doch die Ärzte und die Zuckerkritiker gaben nicht auf, und im März 2015 war es dann so weit: Die Empfehlung wurde verabschiedet, ohne Drohungen.

Dr. Lustig gehört zu den Experten, die für die American Heart Association – die auf die lustige (kein Wortspiel beabsichtigt) Abkürzung AHA hört – arbeiten.

2009 wurden hier als Richtlinien für die Amerikaner verabschiedet: Frauen sollten pro Tag nicht mehr als 100 Kalorien durch Zucker einnehmen, Männer nicht mehr als 150. Natürlich sind (nicht nur) die Amerikaner von diesen Zielvorgaben weit entfernt, aber zumindest wurde dadurch eine Ansage gemacht.

Bei all seinem Engagement ist Dr. Lustig kein fundamentalistischer Eiferer. Er wirkt in seinen Vorträgen und Interviews freundlich und aufgeschlossen. Weil er weiß, dass er die Fakten auf seiner Seite hat, muss er nicht viel Getöse machen. Er weiß, dass er ein Publikum erreicht. Und wie. Sein Vortrag »The Bitter Truth« hat nicht umsonst auf YouTube mehr als sieben Millionen Views. Er ist vom Inhalt her hochwissenschaftlich, mit jeder Menge PowerPoint-Folien und in der Substanz schwer verdaulich, aber seine Darbietung macht den Unterschied. Ich kann Ihnen darum nur empfehlen Dr. Lustig auf YouTube zu suchen. Aber bitte wirklich mit »The Bitter Truth« anfangen. Es gibt noch eine Menge anderer Beiträge von ihm im Netz, die auch sehr interessant sind, aber stellenweise doch sehr fachlich werden. Und wenn man dann plötzlich mit chemischen Formeln und Fachbegriffen nur so bombardiert wird, verliert der eine oder andere schnell die Lust, und so soll es ja nicht sein.

Lustig räumt freimütig ein, dass er einige Kilo zu viel mit sich rumträgt, seine Hüften sind auch unübersehbar gut gepolstert. Aber das ist okay so. Dr. Lustig ist schließlich kein Fitness-Guru. Wie er sagt, kann man durchaus dünn sein und dennoch ungesund leben.[10] Er hat sogar einen Namen für dieses Symptom

---

10 Yes!

geprägt: TOFI, was auf Englisch thin-outside/fat-inside bedeutet. Er lehnt Diäten ab, weil sie wegen des Jo-Jo-Effekts wenig bringen.[11] Er will weder perfekte Menschen noch perfekte Körper, sondern Leute, die sich gesund ernähren und Spaß am Leben haben.[12]

Trotzdem hält er Sport natürlich für eine gute Sache. Allerdings geht es ihm bei Leibesübungen nicht vordergründig darum, mit seinen Muckis zu protzen. Körperliche Aktivitäten erhöhen die Ansprechbarkeit auf Insulin, reduzieren den Stress und hauen die Fruktose aus dem Kreislauf. Dass dabei Kalorien verbrannt werden, ist eher nebensächlich. So viel kann man gar nicht joggen, um eine Tafel Schokolade auszuschwitzen.

Für Kinder schlägt er folgende Regelung vor. Jede Minute, die sie vor einem Bildschirm (TV, Computer, Tablet, Handy) sitzen, sollen sie mit einer Minute Sport erkaufen. Das wird sich in dieser Rigorosität niemals durchsetzten lassen, aber es zeigt den Weg in die richtige Richtung. Denn im Prinzip ist das ein Zeitverhältnis, welches ich und andere Kinder in meiner Kindheit unbewusst praktiziert haben.

Dr. Lustig sagt weiterhin: Kids sollten nur Wasser und Milch trinken, Kohlenhydrate mit Ballaststoffen zu sich nehmen und mit einem Nachschlag mindestens zwanzig Minuten warten. Nun bin ich nicht in allen Punkten seiner Meinung – so hält Dr. Lustig zum Beispiel von der Paleo-Diät viel mehr als ich[13], und von Kuhmilchprodukten bin ich ebenfalls gar nicht begeistert –, aber oft decken sich unsere Erfahrungen.

Dr. Lustig ist zurzeit vermutlich der bekannteste Opponent der Zucker verarbeitenden Industrie, der erste ist er allerdings nicht. Schon 1972 erschien das Buch Pur, *weiß und tödlich* von John

---

11 Yes!!
12 Yes!!!
13 Ich bin deshalb kein so großer Freund davon, weil es hier auch versteckte Zucker gibt.

Yudkin. Der englische Wissenschaftler war mit seinen Analysen und Beobachtungen seiner Zeit weit voraus. Der Titel des Werks lässt ahnen, dass Yudkin Zucker für genauso gefährlich wie Drogen hielt. Allerdings war man in der Industrie nicht bereit, einem solchen Kritiker mehr Einfluss einzuräumen als unbedingt nötig.

Yudkin kam schwer unter Beschuss, vor allem von Leuten, die mit Studien und Marktanalysen für die Industrie viel Geld verdienten. Da aber schon Yudkin darauf hingewiesen hat, dass immer mehr Leute immer dicker wurden, musste für diesen Trend eine Erklärung gefunden werden. Also einigte man sich darauf, dass Fett das größte Gesundheitsrisiko sei.

Nun macht Fett, wie der Name schon sagt, unbestreitbar fett, aber eine Konsequenz daraus, dass Fett unter den Nährstoffen zum Feind Nummer eins ernannt wurde, war, dass eine Unmenge von Low-Fat- und Light-Produkten den Markt überschwemmte. Allerdings schmecken Low-Fat-Ersatzstoffe nicht. Und deshalb wurde in diesen Produkten oft das reduzierte Fett mit Zucker oder Zuckerersatzstoffen ausgeglichen. Für Dr. Robert Lustig ist Zucker tausend Mal schlimmer als Fett. Er sagt: »Der Fettgehalt geht runter, der Zuckergehalt geht rauf, und wir alle gehen zum Arzt.«

John Yudkin starb kurz vor Ende des letzten Jahrhunderts, einsam und verbittert, weil er sich um den Erfolg seiner wissenschaftlichen Arbeiten betrogen fühlte. Er war mit seiner Forschung so sehr in Vergessenheit geraten, dass man Robert Lustig erklären musste, wer John Yudkin eigentlich gewesen war. Dabei war ihm immer wieder aufgefallen, dass Fachleute und Kollegen ihn für einen Yudkin-Jünger hielten.

»Wer ist das denn?«, fragte Dr. Lustig schließlich.

Und als man es ihm erklärt hatte, war er beeindruckt: »Der Mann hat schon vor fünfunddreißig Jahren Dinge entdeckt, an denen ich jetzt noch arbeite.«

Ich hoffe und glaube, dass Dr. Lustig nicht ein ähnliches Schicksal erleiden wird. Dafür hat er schon zu viel bei den Leuten erreicht.

Die Spitze allen Übels ist für Dr. Lustig die Fruktose und die vor allem in ihrer konzentrierten Form, der schon eingangs in diesem Buch erwähnte HFCS, der von dem Arzt meist einfach nur verächtlich als »Saft«, bezeichnet wird. Dr. Lustig spricht von einer »Fruktosifizierung« erst Amerikas und dann der Welt.

Unter dem letzten Präsidenten hat Dr. Lustig nicht allzu viel erreicht, weil Obama entgegen allem Anschein doch sehr industriefreundlich war. Unter dem neuen Präsidenten wird Lustigs Aufgabe vermutlich nicht leichter werden, aber der Arzt weiß, dass sein Vaterland etwas unternehmen muss, ansonsten werden spätestens 2026 alle Aufwendungen der Krankenkassen für die Behandlung von Diabetes draufgehen. Die Verfettung könnte die Vereinigten Staaten eher in die Knie zwingen als irgendwelche Hacker, Terroristen oder sonstigen feindlichen Mächte. Gab es früher den Bierbauch, ist jetzt der Softdrinkbauch ein weit verbreitetes Phänomen.

Mit gefällt Dr. Lustigs Einstellung, dass adipöse Menschen, allen voran Kinder, nicht zwangsläufig faule, undisziplinierte, träge Menschen sind. Niemand steht morgens auf und möchte ein ungesundes Dasein führen. Er oder sie kann es in dem Moment nicht besser. Und das liegt nicht nur an der vermeintlichen Disziplinlosigkeit. Fast alle Menschen haben ihre Baustellen, man sieht sie ihnen bloß nicht auf den ersten Blick an. Smartphone- oder Tablettenabhängigkeit, Workaholics, Koffeinjunkies, um nur ein paar der gesellschaftlich mehr akzeptierten (oder leichter zu verbergenden) Süchte als Übergewicht zu nennen.

Die WHO hat Anfang 2016 festgestellt, dass sechs Prozent aller Kinder unter fünf Jahren weltweit fettleibig seien. Das kann im Verlauf des Lebens zu drohenden Krankheiten führen. Dr. Lustig führt hier neben Adipositas und Diabetes-Typ-2 auch Bluthochdruck, Fettstoffwechselstörungen (auch die nicht alkoholische Fettleber) und Herz-Kreislauf-Erkrankungen an. Außerdem Nierenleiden, orthopädische Probleme, Schlafapnoe, Gallensteine und Depression. Natürlich gibt es übergewichtige Menschen, die gesund sind – noch – in jungen Jahren. Aber die stellen leider eher die Ausnahme dar.

Foodwatch nimmt hier eine eindeutige Position ein. Foodwatch ist ein gemeinnütziger Verein, der sich mit Verbraucherschutz und der Qualität von Lebensmitteln auseinandersetzt. Der Vorwurf: Die Hersteller nehmen gesundheitliche Risiken für ihren Profit in Kauf, indem sie den Appetit der Kinder auf Süßigkeiten durch emotional aufgeladene Werbung verstärken. Die Nahrungsmittelbranche investiere jährlich rund 2,7 Milliarden Euro in die Bewerbung von Produkten, die meisten davon enthalten zu viel Zucker oder Fett.

Außerdem versuchen die Hersteller die Kinder gezielt mit emotionalen Verkaufstricks so stark wie möglich an bestimmte Marken zu binden, sodass es dieses spezielle Müsli sein muss und es nicht durch ein beliebiges anderes ersetzt werden kann. Die Forderung an dieser Stelle: ein Verbot von Kinderwerbung für ungesunde Lebensmittel (und eine Steuer auf Zucker und Fett). Denn aus einem dicken Kind wird überdurchschnittlich häufig auch ein beleibter Erwachsener. Gerade die bei Kindern besonders beliebten Softdrinks sind eine hohe Gefahr für Übergewicht in jungen Jahren, da keinerlei Sättigungsgefühl beim Trinken von Cola und Fanta entsteht, dafür jedoch jede Menge Kalorien aufgenommen werden.

Aber es gibt eine gute Nachricht! Laut Dr. Lustig habe ich vor allem eines richtig gemacht, denn er sagt, dass es *nie* zu spät ist, den ungesunden Lifestyle rückgängig zu machen. Ob mit 37, so wie ich damals, oder jetzt, ganz egal wie alt Sie sind.

Bei dem britischen Soldaten-Radiosender BFBS-UK hieß es früher vor den Nachrichten immer: »*Today is the first day of the rest of your life.*« – Heute ist der erste Tag vom Rest Ihres Lebens. Und es ist ein sehr guter Tag, aus dem Rest Ihres Lebens das Beste zu machen.

ANGEBOTE, DIE MAN NICHT ABLEHNEN KANN?

oder

WISSEN IST MACHT – VOR ALLEM IM SUPERMARKT

Als ich Ende der 1980er Jahre in Los Angeles war, kannte man hierzulande, was Zuckerbrausen anging, vor allem Coca-Cola und Pepsi, und dann kam lange Zeit nichts. In den USA hingegen lag auf dem dritten Platz scheinbar seit Menschengedenken Dr Pepper. Mittlerweile gibt es die Limonade hierzulande auch, aber damals galt das Getränk in Deutschland noch als Geheimtipp und Kultgetränk. Ich weiß von Medienmenschen, die sich damals von ihren USA-Reisen gerne eine Stiege oder zwei Dr Pepper mit nach Hause brachten. Selbst mir als verdiente Zuckerfreundin war der Geschmack zwar immer etwas zu pelzig und, ja, auch das geht, zu süß, aber was soll's. In anderen Kreisen hatte das Gebräu offenbar das Zeug zu einem Kultgetränk.

Doch auch der dritte Platz von Dr Pepper war nicht unumstritten. Als die beiden großen Cola-Marken verstärkt auf Popstars wie Michael Jackson setzten, lief Dr Pepper Gefahr, als uncool in Vergessenheit zu geraten. Da man hier nicht den großen Werbeetat hatte, um große Popstars zu verpflichten, gab es für Dr Pepper nur eine Lösung: Die Brause musste besser schmecken als die der Konkurrenz. Und zwar wirklich besser, denn auch für Werbespots, die den Leuten nur erzählten, der Geschmack wäre besser, reichte das Geld nicht.

Um den Geschmack von Dr Pepper einzigartig zu machen, wurde Dr. Howard Moskowitz angeheuert. In Dokumentationen über die Zuckerindustrie wird Dr. Moskowitz nicht selten als Gegenspieler von Dr. Lustig präsentiert. Der Harvard-Absolvent ist so etwas wie der geheime Superstar unter den Lebensmitteldesignern. Er gilt gleichermaßen als Erfinder und Entdecker des »Glückspunkts«. Die englische Bezeichnung für diesen Punkt lautet bliss point, wobei ich mich allerdings frage, weshalb man nicht auf die näherliegende Bezeichnung sweet spot gekommen ist. Vermutlich, weil Dr. Moskowitz kein Tennis spielt.

Laut Moskowitz bezeichnet der Glückspunkt jene Rezeptur, in der Salz, Zucker und Fett so miteinander kombiniert sind, dass sie nicht mehr besser schmecken kann. Letztlich geht es dabei um die Manipulation des Gehirns. Die Geschmacksknospen sollen in überschäumender Begeisterung Signale an das Gehirn senden. Endorphine strömen aus, und mindestens zwei Botschaften sollen nun am besten in die Gehirnwindungen graviert werden:

Erstens: Das schmeckt so gut wie nichts anderes.

Zweitens: Ich will mehr. Viel mehr und zwar sofort.

Moskowitz, der wie Lustig aus New York stammt, hat sein Modell auch mathematisch unterfüttert. Sein erster Erfolg war eine Spaghetti-Soße, die plötzlich die Konkurrenz um Längen schlug, auch wenn die Käufer vermutlich überhaupt nicht wussten, was sie an der neuen Marke so faszinierte. Und auch bei Dr Pepper hatte Howard Moskowitz Erfolg. 2004 kam die Sorte Cherry Vanilla auf den Markt, welche den Fortbestand von Dr Pepper als Nummer drei auf dem Brausemarkt sicherte. Spätestens seit dieser Zeit hat Howard Moskowitz in der Branche den Spitznamen Dr. Bliss.

Ob man zu so einem Ergebnis nicht einfach auch durch Abschmecken kommen kann, bleibt natürlich die Frage. Howard Moskowitz betont jedoch, dass er für seine Rezepturen komplizierte mathematische Modelle verwendet, und solange seine Produkte durchschlagende Erfolge sind, wird das niemand infrage stellen.

Und Sie können mal davon ausgehen, dass die wissenschaftliche Erforschung Ihres Drangs nach Süßem nicht bei dem Inhalt des Produktes stehenbleibt. Das geht schon bei der Verpackung los. Zu den Zutatenbeschreibungen, also quasi den »technischen Informationen«, sage ich später noch etwas, hier geht es erstmal um die Beschreibung des Produkts.

Können Sie sich an den Film *Was Frauen wollen* mit Mel Gibson erinnern? Er spielt da einen Werbefuzzi, dessen Wunsch zu verstehen, was Frauen bewegt, so weit geht, dass er schließlich sogar in eine Frau verwandelt wird. Natürlich nur, weil er ihnen etwas verkaufen will. Sie haben sich vielleicht schon unzählige Male gefragt, wie Männer ticken, warum von ihnen so viele so unsensibel sind und offenbar keine Sekunde darauf verschwenden, was eine Frau denkt und fühlt. Machen Sie sich keine Illusionen über die Männer, die in der Werbung arbeiten. Die denken 24 Stunden am Tag, sieben Tage die Woche darüber nach. Und die haben keinerlei Probleme damit, in ihrer Seele auf die richtigen Knöpfe zu drücken. Die haben so viel Energie darauf verwendet, ihre Träume, Ängste und Sehnsüchte zu erforschen, dass sie am Ende dafür auch etwas wollen. Und zwar nur Ihr Bestes: Ihr Geld.

Achten Sie einmal darauf, wie oft Wörter wie »fruchtig«, »fit« und »Fun« im Kontext von Produkten verwendet werden, die am Ende reine Kalorienbomben sind, wo der Genuss kurz ist und die Reue lang. Und natürlich wissen die Werbefritzen, dass Sie schön sein wollen, geschätzt und geliebt. Dass Sie mütterliche Instinkte haben. Dass Sie deshalb schwer Nein sagen können, wenn Ihr Kind quengelt, und Sie nur schwer der Versuchung widerstehen können, ihm sein geliebtes Gift zu verabreichen. Wir alle waren selbst Kinder, viele sind selbst Eltern – wir kennen alle Tricks und beide Seiten, und trotzdem suchen die Werber unablässig nach einer Lücke in unserer Verteidigung. Wenn Sie vielleicht mal auf ein Produkt stoßen, das in seinen

Eckdaten tatsächlich gesünder ist, dann wundern Sie sich bitte nicht, dass es auch einen Verwandten hat, der oft genauso aussieht, ähnlich heißt, aber seltsamerweise verführerischer schmeckt und alles andere als gesund ist.

Ich hatte schon berichtet, dass mich während meines Sabbaticals in Los Angeles die pure Vielfalt des Süßigkeitenangebots überwältigt hat, aber ich muss auch sagen, dass das Ambiente, in dem sie dargeboten wurden, mindestens ebenso ausgeklügelt war. Nun hat Deutschland in diesem Punkt schwer aufgeholt.

Das geht schon bei der Musik los, die so beruhigend auf einen einrieselt, dass man den Supermarkt am liebsten überhaupt nicht mehr verlassen würde. Und dass der Besuch fast immer zuerst an der Obst- und Gemüseabteilung vorbeiführt, ist natürlich auch kein Zufall. Denn die Früchte in ihren leuchtenden Farben suggerieren, was für alle Produkte im Laden sprechen soll: Frische, Gesundheit und lebhafte Freundlichkeit. Gelb, Rot und Grün, das sind die Farben, die wir in der Natur seit Urzeiten mit Nahrung (und Zucker) verbunden haben. Wenn man beim Verkaufen also gleichzeitig an das Unterbewusstsein appellieren kann, umso besser.

Supermärkte haben einen leicht labyrinthhaften Charakter, und Milch- und Molkereiprodukte befinden sich dabei immer ganz weit hinten im Laden. Das hat einen einfachen Grund: Fast jeder, der einkaufen geht, braucht etwas davon. Es geht also darum, die Kunden so weit wie möglich in die Tiefen des Raumes zu locken.

In welcher Regalhöhe ein Produkt liegt, ist natürlich auch kein Zufall. Das gilt übrigens auch für Buchläden. Es gibt nicht wenige Schriftsteller, die sich ein Pseudonym zugelegt haben, welches mit C beginnt, weil zumindest in angelsächsischen Buchläden dieser Buchstabe meist auf Augenhöhe steht. Nun wäre Anastasia Campounidis ja durchaus eine Variante, aber ich bleibe lieber bei meinem Namen, schließlich haben Sie mich auch so gefunden.

Und last, but not least ist natürlich die Einkaufskorbgröße genau durchdacht. Hier würde niemand mehr von Körbchengröße reden. Der Einkaufswagen wurde 1937 erfunden. Seitdem ist er mächtig gewachsen: auf die dreifache Größe. Und es gibt sogar einen Mathematiker, der dazu die Formel aufgestellt hat: Eine Verdopplung des Volumens des Einkaufswagens erhöht den Umsatz pro Kunde um vierzig Prozent.

Womit wir wieder bei den mathematischen Methoden von Howard Moskowitz wären. Der wäre vermutlich auch lieber im Schatten geblieben und hätte gerne weiter ein Produkt nach dem anderen »optimiert«, aber da hatte ein Mann namens Malcolm Gladwell etwas dagegen. Gladwell ist ein Starautor, der in seinem Äußeren ein wenig an Napoleon Dynamite oder den Simpson-Charakter Tingel-Tangel-Bob erinnert. Was aber seine Anhänger nicht daran hindert, ihn als Guru zu feiern, denn Gladwell hat sich auf Bücher spezialisiert, in denen er hinter die Kulissen des Marketings schauen will. So kam er auch auf Howard Moskowitz, den er als Erfinder einer megaschmackhaften Spaghetti-Soße mal ganz derbe abfeierte. Anfangs hat Moskowitz das Rampenlicht sicherlich genossen, aber wenn es in Sachen Zucker so weitergeht, dürfte er vermutlich irgendwann froh sein, wenn sich die Leute wieder für andere interessieren.

Denn es ist ja nicht so, dass es keinerlei Kritik an der Lebensmittelindustrie gibt. Senatoren wie George McGovern, Bob Dole, Walter Mondale oder Ted Kennedy haben sich für eine weniger süße Ernährung starkgemacht. Und auch Ralph Nader, der lange Zeit so etwas wie eine wandelnde amerikanische Entsprechung für die Stiftung Warentest, war hielt mit seiner Meinung nicht hinter dem Berg. Und vor einigen Jahren enthüllte ein Reporter der New York Times, dass selbst in den

Verbänden der Zuckerindustrie ein Papier kursierte, in dem ganz offen von einer Zucker-Epidemie gesprochen wurde.

Schon 1977 schickten Verbraucherschützer 200 faule Kinderzähne an die Federal Trade Commission, die oberste Handelsaufsicht der USA, um darauf hinzuweisen, dass es in Sachen gesunder Ernährung erheblichen Nachholbedarf gibt. Doch in diesem Punkt hat sich die Lage bis heute allerdings eher verschlechtert. Mittlerweile gibt es schon Fälle, in denen Kindern von ihren Milchzähnen allein zwanzig gezogen werden müssen.

In mehreren Dokumentationen ist es inzwischen vorgekommen, dass Dr. Lustig und Dr. Bliss als zwei große Kontrahenten gegenübergestellt wurden. Hier der Kinderarzt, dem die Gesundheit seiner Patienten am Herzen liegt, auf der anderen Seite der Industrievertreter, der von seinen Auftraggebern als Goldmacher verehrt wird.

Bei diesen Gegenüberstellungen macht Dr. Lustig meist eine bessere Figur, aber dennoch muss man fairerweise eingestehen, dass Dr. Moskowitz nicht unsympathisch wirkt. Zumindest sieht er nicht aus wie das personifizierte Übel, und auch er hat einige Argumente im Gepäck, die im Prinzip darauf hinauslaufen, dass es am Ende um Freiheit, Selbstverantwortung und Wettbewerb geht. Schließlich würden die Firmen, die Moskowitz damit beauftragen, ihre Produkte unwiderstehlich zu machen, niemanden zwingen, das Zeug zu kaufen oder auch noch zu essen oder zu trinken. Letztlich ist das Ganze ein Spiel. Hier das Angebot, dort der Interessent. Mein Job ist es, dich unwiderstehlich zu verführen. Und wenn du Hitze nicht verträgst, dann bleibe einfach der Küche fern. Was aber nicht immer so einfach ist.

Weltweit hat Mexiko das größte Problem mit Süßigkeiten. Vor 35 Jahren war ein Drittel der Bevölkerung übergewichtig, heute sind es mehr als doppelt so viele. Diabetes Typ 2 ist die häufigste Todesursache im Land, das werden die Bosse der Drogenkartelle nicht gerne hören, aber es ist trotzdem die Wahrheit. Insgesamt sind über acht Millionen Mexikaner zuckerkrank, nicht wenige Experten prognostizieren dem Gesundheitswesen aufgrund dieser Überforderung den Zusammenbruch.

Was den Genuss von Softdrinks betrifft, sind Mexikaner weltweit führend. Ihr Aufstieg in dieser Liga begann 1994, als Mexiko zusammen mit den USA und Kanada eine Freihandelszone bildete. Das hat zum einen mit der raffinierten Werbung zu tun, Coca-Cola und Konsorten sind in Mexiko wirklich überall. Während hierzulande am Ortseingang eine Tafel mit der Aufschrift steht: »Bad Heilquelle grüßt seine Gäste«, steht in Mexiko vor der Ortseinfahrt ein Coca-Cola-Plakat. Und diese Beschilderung geht hinunter bis ins kleinste Dorf. Aber es gibt noch einen ganz profanen Grund, warum Softdrinks vor allem auf dem Land so beliebt sind: Das Leitungswasser ist meist ungenießbar – und wenn man sich schon etwas zu trinken kauft, dann doch gleich etwas richtig Leckeres ... Das hat zur Folge, dass viele Mexikaner pro Tag mehr als zwei Liter Zuckerwasser trinken. Cola und Co. gehören bei mexikanischen Familientreffen einfach dazu, jeder am Tisch, vom Enkel bis zur Oma nuckelt an der Flasche. Ich will gar nicht bezweifeln, dass diese Runden von großer Geselligkeit sind, aber wenn ich so vergleiche, was da auf den Tisch kommt – da ist mir unsere griechische Diät doch lieber.

Aber natürlich gibt es auch Leute, die nicht tatenlos zusehen, wie ihre Mitmenschen vor ihren Augen immer weiter aufquellen und ihre Gesundheit ruinieren. Verbraucherschützer wie Alejandro Cavillo haben viele Kampagnen gegen Softdrinks geführt und dabei erreicht, dass Mexiko als erstes Land der Welt eine sogenannte Softdrink-Steuer einführte. Sie liegt in etwa bei einem Peso pro Liter. 2014 lagen die Einnahmen aus dieser Steuer bei 1,2 Milliarden Dollar und das obwohl der Absatz von Zuckerwasser um zehn Prozent zurückging und gleichzeitig der Verkauf von in Flaschen abgefülltem Wasser anzog. Als der englische Starkoch Jamie Oliver von dieser Aktion und ihrem Erfolg hörte, war er so begeistert, dass er dieselbe Steuer auch für Großbritannien forderte.

Ich habe nichts gegen Werbung. Schon allein weil *Mad Men* mit John Hamm mir dafür viel zu gut gefallen hat. Ich verstehe auch, in welchem Spannungsfeld sich Werbung bewegt. Allein mit nüchternen Fakten kann niemand ein Produkt vermarkten. Und natürlich liegt es in der Natur eines jeden Unternehmens, dass man so viel wie möglich verkaufen möchte. Aber warum nicht so viel wie möglich von Produkten, die den Menschen nicht nur gut schmecken, sondern auch noch gut für sie sind?

Mir ist auch klar, dass die Verantwortung letztlich bei uns, den Verbrauchern liegt. Würden wir nur gesunde Produkte »nachfragen« (wie es so schön heißt), dann würden die Hersteller sich wahrscheinlich mit Angeboten in dieser Richtung überschlagen. Also müssen wir ihnen zeigen, dass wir nicht ganz so doof sind, wie manche von ihnen manchmal meinen. Möglicherweise strengen sie sich dann beim nächsten Mal beim Schummeln mehr an. Und wenn sie dann wieder erwischt werden, noch mehr. Und beim dritten Mal sehen sie vielleicht ein, dass ehrlich nicht nur am längsten währt, sondern auch billiger ist.

Ich würde mir generell wünschen, dass mehr mit (Trocken-)Obst bei der Süßigkeitenherstellung gearbeitet würde. Eigentlich dürfte das für einen Profi nicht schwer sein. Doch der Gaumen des Konsumenten ist nun mal »falsch« konditioniert, sodass man »sehr süß« wünscht und erwartet. Der Teufelskreis muss an irgendeiner Stelle durchbrochen werden. Und jetzt kommen wir! Wünscht der Konsument nämlich weniger Zucker, wird sich der Koch schon etwas einfallen lassen, und es wird garantiert trotzdem schmecken.

Und erst dann wird die Industrie nachziehen.

Wir alle müssen essen, ob wir wollen oder nicht. Trotzdem fällen wir, wenn es uns nicht gerade auf eine einsame Insel verschlagen hat, unsere Entscheidungen in Sachen Nahrungsaufnahme nicht rational.

Hier gibt es zwei Lager: auf der einen Seite die Zuckerlobby, unser Bundesministerium für Ernährung und Landwirtschaft (die stecken anscheinend in einem Interessenkonflikt zwischen Lobby der Landwirtschaft und Schutz der Bevölkerung fest) sowie einigen Krankenkassen-Vorständen (aus mir unerfindlichen Gründen). Auf der anderen Seite die Deutsche Diabetes Gesellschaft (DDG), zahlreiche Verbraucherschutzorganisationen, Ärzte und meine Wenigkeit.

Nach und nach tut sich etwas. Zum Beispiel muss seit Ende 2016 jeder Hersteller auf der Verpackung darauf hinweisen, welche Nährwerte in einem Produkt enthalten sind. Außerdem müssen bestimmte Werte eingehalten werden, wenn besondere Eigenschaften wie »zuckerfrei« oder »weniger Zucker« auf dem Etikett steht. Es ist aber noch ein weiter Weg bis zur völligen Transparenz.

Ist die Lebensmittelindustrie nun einfach nur böse, oder warum wird Zucker fast allen Fertiggerichten und Produkten zugesetzt? Es ist ganz einfach: Zucker ist günstiger als andere Stoffe. Würde man zum Beispiel einem Fruchtjoghurt weniger Zucker hinzufügen, müsste die dadurch entstehende Lücke an Geschmacksintensität und Volumen ersetzt werden – am besten durch Früchte, und das würde das Produkt teurer machen, weil Obst eben mehr kostet als Zucker. Natürlich liegt es auch an uns, ob wir ein paar Cent mehr zahlen würden für ein gesünderes Nahrungsmittel.

Außerdem konserviert Zucker und ist ähnlich wie Salz und Fett ein Geschmacksträger. Deswegen wird bei Light-Produkten auch mehr Zucker verwendet, um den Verlust des Geschmacksträgers Fett zu kompensieren. So bedeutet der Konsum von

Light-Produkten noch lange nicht, dass man abnimmt, im Gegenteil.

Am besten, Sie beachten die Versprechen auf den Verpackungen erst gar nicht, sondern orientieren sich immer an der Zutatenliste. Ich greife nur zu Produkten, die ohne Versprechungen auskommen.

Kaum jemandem ist bewusst, wie viel Zucker er zu sich nimmt. Denn die Industrie trickst mit Begriffen und Zuckeraustauschstoffen auf den Zutatenlisten, um die Produkte möglichst schmackhaft zu machen – ohne den Zucker beim Namen zu nennen. Wurst, saure Gurken, Pizza oder Konserven – auf den ersten Bissen vermutet man in diesen Produkten keinen Zucker. Und doch treiben sie unseren Zuckerkonsum weiter in die Höhe. Insgesamt gibt es rund 70(!) Bezeichnungen für Zutaten, die zum Süßen dienen und zum Zuckergehalt eines Produkts beitragen. Bei 18 davon kommt »Zucker« im Namen vor, wie etwa bei Malzzucker. Schwieriger wird es bei Zuckeralkoholen und Süßstoffen, die nicht offensichtlich als süßende Mittel erkennbar sind. Bei 40 weiteren süßenden Zutaten – etwa Maltose oder Dextrose – kann ein Großteil der Verbraucher nicht erkennen, was sie sind: nämlich Zucker.

Bei so vielen Bezeichnungen für Zucker fällt es schwer, durchzublicken. Ein erstes Beispiel: Obwohl ein Müsliriegel viel Zucker enthält, kommt dieser in der Zutatenliste erst relativ weit hinten vor. Je weiter vorne ein Inhaltsstoff steht, umso mehr ist davon enthalten. Der Trick hier: Als Zucker ausgewiesen werden muss nur der Haushaltszucker (Saccharose). Die Hersteller verwenden aber auch andere süßende Substanzen (im Müsliriegel meistens Glukosesirup und Glukose-Fruktosesirup). So lassen sich unterschiedliche Zuckersorten durch weniger geläufige Namen gut verstecken.

Wie tückisch eine vermeintlich gesunde Ernährungsweise aufgrund versteckten Zuckers in beinahe jedem Lebensmittel sein kann, dokumentiert auch ein Film aus dem Jahr 2015. Damon Gameau ist ein australischer Schauspieler, der zwei Monate lang täglich so viel Zucker zu sich nahm wie der durchschnittliche Australier, also 40 TL.

Jetzt kommt aber das Besondere: Er nahm den Zucker nicht in Eiscreme, Schokolade und Kuchen zu sich, sondern nur in vermeintlich *gesunden* Lebensmitteln. Also Müslimischungen, Müsliriegel, fettarmem Joghurt, Säften und Smoothies. Das alles hat er in seinem Werk *Voll verzuckert* (im Original *That Sugar Film*) dokumentiert. Das Ergebnis ist beeindruckend: Er wurde dicker, pickeliger und antriebslos. Obwohl seine Kalorienzufuhr gleich blieb, nahm er knapp neun(!) Kilogramm zu. Innerhalb dieser kurzen Zeit entwickelte er erste Anzeichen einer Fettleber und Insulinresistenz und näherte sich damit möglichen Erkrankungen wie Diabetes Typ 2 oder einem Herzleiden.

Nicht so treffend fand ich seine »gesunde« weil zuckerfreie Alternative eines Frühstücks, das hauptsächlich aus Speck bestand. Wenn's erstmal hilft, um vom Zucker loszukommen, okay, aber tierisches Fett halte ich persönlich nicht für die beste Lösung.

Meine Empfehlung zusammengefasst und für den Alltag auf den Punkt gebracht:

1. Durchatmen. Siebzig Prozent aller Einkäufe, vor allem von Süßwaren, sind Spontankäufe.
2. Alle Labels und Zutatenlisten lesen. Die Hersteller sind verpflichtet, alle Informationen vollständig aufzuführen. Dazu gehören der Kaloriengehalt und sechs Nährstoffe (Fett, gesättigte Fettsäuren, Kohlenhydrate, Zucker, Eiweiß und Salz). Süßstoffe müssen mit dem Klassennamen gekennzeichnet sein. Also nicht: Aspartam, Cyclamat, sondern: Süßstoffe: Aspartam, Cyclamat. Bei Zuckeraustauschstoffen reicht hin-

gegen der Name. Auch alle Einfach- und Zweifachzucker müssen aufgeführt sein.

Außerdem sollten die Prozente angeführt sein, wie viel von dem täglichen Nahrungsbedarf das Produkt deckt, die sogenannte GDA, also: *Guideline Daily Amount*.

3. Vorsicht bei den Portionsangaben. Es gibt nicht wenige 150g-Packungen, bei denen dann die Nährwerte für 75g-Portionen aufgeführt werden. So kann man leicht die Hälfte wegschummeln. Und die selbstgewählte Portion Chips ist vielleicht auch größer als die auf der Packung vorgeschlagene...
4. Nicht auf irreführende Labels wie »natürliche Süße«, »ohne (Kristall-)Zucker«, »nur mit Honig gesüßt« reinfallen
5. Fruchtsäfte, Softdrinks, Energydrinks, Cocktails, Mixgetränke meiden/reduzieren
6. Speisen selbst zubereiten
7. Auch wenn es natürlich klingt: Kein Honig, Agavendicksaft, Ahornsirup, denn rein chemisch sind es trotzdem Zucker

SELBST IST DIE FRAU

oder

WIE ICH BEGANN, MEINE ERFAHRUNGEN ZU TEILEN

Es gibt viele Dinge, die mir am Herzen liegen, und einige, die ich nicht mag. Dass ich keine Tiere esse, habe ich schon erwähnt, aber meine Empathie mit der Tierwelt geht noch weiter. Ich mag auch keinen Pelz, von Tierversuchen und Massentierhaltung ganz zu schweigen. Und damit wir uns nicht missverstehen: Tiere in Unterhaltungsshows oder im Zirkus kann ich auch nicht leiden.

Man darf mich auch gern als Öko-Freak bezeichnen. Das war ich übrigens schon als Teenager, nur trug ich eben keine selbstgestrickten Jacken oder Gesundheitsschuhe.

Beinahe meine ganze Moderatorenkarriere über hatte ich das Glück, zu Themen zu arbeiten, die mich auch persönlich betreffen. Ich arbeite immer dort, wo mein Herz ganz laut mitschlägt. Nach MTV habe ich ein Frauenmagazin moderiert. In Politsendungen oder Autoformaten wird man vergeblich nach mir Ausschau halten. Nicht weil ich mich nicht für Politik oder PS interessiere, sondern weil ich einfach glaube, dass ich zu diesen Dingen nicht noch etwas Besonderes beizutragen habe. Und das würden die Zuschauer früher oder später spüren.

Während der ganzen Zeit habe ich auch an mir und meiner Ausstrahlung gearbeitet, denn mir war klar, dass ein gewisser mädchenhafter Charme zwar am Anfang der Karriere hilft, später aber auch dazu führen kann, dass die Leute einen nicht richtig ernst nehmen.

Also bin ich zum Coaching gegangen, habe meine Stimme

bilden lassen und auch richtigen Schauspielunterricht genommen. Dabei ging es mir immer darum, mein Handwerkszeug zu verbessern; eine neue Person oder ein neues Image zu kreieren hat mich hingegen nie sonderlich interessiert.

Ich war schon einige Jahre im Geschäft, als ich mich am Rande von *Wetten, dass...?* mit einer der Größen des Geschäfts über unsere Branche unterhielt. Früher oder später kamen wir auf die Frage, was der Grund dafür ist, dass sich bestimmte Kollegen gefühlte Ewigkeiten im Geschäft halten, während andere früh und schnell verglühen oder versuchen mit spektakulären Aktionen und Skandalen das Interesse der Öffentlichkeit wachzuhalten, obwohl schon der beiläufige Betrachter merkt, dass sie da unmöglich mit dem Herzen dabei sein können.

Letztlich lässt sich die Erfolgsformel einfach ausdrücken: Es geht um Authentizität, was man am besten mit Wahrhaftigkeit, Echtheit, vielleicht sogar Aufrichtigkeit genauer beschreiben kann. Wer sich nicht selbst treu bleibt, der verliert sich irgendwann. Dann kann er sich vielleicht noch immer im Spiegel sehen. Aber er wird niemanden mehr erkennen.

Als ich mit dem Zuckerentzug anfing, kannte ich niemanden, der dies auch tut, und keiner wollte wirklich verstehen, warum das für mich so wichtig war. »Ich esse doch gar nicht so viel Zucker«, hieß es oft. Wenn ich andeutete, dass auch in Gewürzgurken, Salami oder Chips das weiße Gift steckt, lachte man mich aus und glaubte mir nicht. Einer brachte sogar mal eine Wurstpackung mit und hielt sie mir unter die Nase, um mich der Lüge zu überführen. »Da steht nix von Zucker!« Das stimmte. Aber Glukose und Dextrose stand drauf.

Wie habe ich damals reagiert? Meist mit Schulterzucken. Ganz ehrlich, wenn jemand nicht will, dann ist das auch okay. Alles zu seiner Zeit. Jeder begibt sich auf seine ganz persönliche Reise, und viele erst wenn irgendetwas nicht mehr stimmt mit dem Körper (oder der Psyche). Dann bin ich gern mit Rat zur

Stelle. Und mittlerweile quetschen mich selbst fremde Leute auf Partys aus.

Früher hätte ich nie gedacht, dass sich die breite Öffentlichkeit für dieses Thema interessieren könnte, und umso glücklicher bin ich, dass der Umgang mit Zucker nun in den Medien stattfindet und in der Bevölkerung zum Thema wird. Ich habe schon von Anfang an in Interviews erwähnt, dass ich Zucker weglasse, aber lange Zeit hat kein Reporter darüber geschrieben oder sich weiter dafür interessiert.

Erste Vorboten eines größer werdenden Interesses waren zwei Journalistinnen, die mich intensiv zum Thema befragt hatten, aber dann keine Zeile drüber schrieben. Als ich die beiden einige Monate später wiedersah, hatte die eine sieben und die andere 18 Kilo abgenommen. Und als ich sie beglückwünschte und nach den Ursachen fragte, sagten sie leicht verlegen: »Na, wir ernähren uns jetzt zuckerfrei.«

»Aber warum habt ihr das Thema dann nicht in eurem Artikel erwähnt?«, fragte ich nach.

Sie winkten ab: »Das interessiert doch kein Schwein.«

Und ich denke, sie hatten recht mit ihrer Entscheidung. Damals. Letztlich geht es bei Themen immer um Trends und Timing. Vor zwei Jahren war vegane Ernährung ganz groß angesagt, jetzt – während ich diese Zeilen schreibe – sind Superfoods und Rohkost der große Bringer, aber das kann beim Erscheinen dieses Buches auch schon wieder anders sein.

Grundsätzlich habe ich auch nichts gegen wechselnde Moden. Ich denke, dass immer einiges hängen bleiben wird, und einen guten Kern haben solche Trends ja meistens. Nehmen wir mal an, man hat sich zwei Jahre lang vegan ernährt und bricht es ab, weil man es nicht durchhält. Man wird danach nicht so viel Fleisch konsumieren wie vorher. Das liegt an der bewussten Auseinandersetzung mit der Massentierhaltung, mit den Hormonen und Inhaltsstoffen – da setzt der nachhaltige Wandel an.

Superfoods sind okay, gerade für Leute, die sonst wenig Obst und Gemüse zu sich nehmen. Sollen sie ruhig ihren Smoothie mit Superfoods trinken, immer noch besser als gar keine Vitamine.

Ich glaube, einer der Trends der Zukunft wird die intuitive Ernährung sein, aber vorher muss der Körper eben erst richtig entgiftet werden. Man kann sich nur intuitiv ernähren, wenn man sich intensiv mit Ernährung auseinandersetzt, weil man seine Geschmacksrezeptoren quasi »neustarten« muss. Wir sind ja nicht nur durch Zucker, sondern auch durch Geschmacksverstärker, Aromen, Farbstoffe und Konservierungsstoffe versaut. Damit haben wir den Kontakt zu unserem Körper verloren, wir sind ihm gegenüber taub geworden und hören nicht mehr, was er braucht. Aber das muss nicht so bleiben.

Die ganzen Veränderungen der letzten zehn Jahre, die die Vorreiter, die Ökos, die Grünen gebracht haben, funktionieren, und die Industrie wird irgendwann nachziehen müssen. Hauptsache, wir behalten den richtigen Kurs bei und machen keine Rückschritte, wie bei den Plastiktüten und den Kaffeekapseln.

Als dann das Interesse an der zuckerfreien Ernährung einsetzte, hat mich das natürlich sehr gefreut. Zum einen, weil ich mein Wissen gerne teile, aber ich will auch nicht verhehlen, dass meine Freude auch zu einem kleinen Teil egoistisch ist. Denn je mehr Menschen sich gesund (und das heißt in meinem Fall nun mal: ohne verarbeiteten Zucker) ernähren, desto leichter wird mein Alltag.

Anfangs war ich Gast in Talkrunden, wo es auch um allgemeinere Fragen ging – Fitness, gesundheitsbewusste Lebensweise und so weiter – aber schließlich kam das Thema Zuckerfrei immer öfter zur Sprache. Und es war eine interessante Erfahrung, mal nicht die Moderatorin oder Interviewerin zu sein, sondern zur Abwechslung selbst befragt zu werden. Selbst bei hitzigen Diskussionen konnte ich dabei sein, wo sich die Teilnehmer – zumindest solange die Kamera an war – unerbittlich beharkten. Auch das fand ich interessant, obwohl ich der Meinung bin, hätten die Diskussionsredner ihren Zucker-Intake reduziert, dann wären sie vielleicht auch ein bisschen freundlicher und sachlicher miteinander umgegangen.

Ich glaube weniger an Zufälle, sondern dass man mit einer jahrelangen Leidenschaft die richtigen Dinge anzieht. Insofern hatte ich mich sehr gefreut, als 2012 die Anfrage für ein Casting für eine Verbraucherschutzsendung bei ZDF neo (später auch im Mutterschiff, beim großen ZDF) kam.

Nun ist so ein Casting immer auch eine Art Prüfungssituation. Sie ist Teil meines Jobs, und manchmal steht dabei eine Menge auf dem Spiel, schließlich hört man immer wieder, dass Weltkarrieren begannen, nur weil es jemandem gelang, bei einem Casting einen guten Eindruck zu machen. Genauso oft hört man allerdings auch, dass Leute im Lotto gewonnen haben. Tatsächlich ist der Alltag aber eher unspektakulär. Man kriegt vorab ein paar Unterlagen, um sich vorzubereiten, damit man wenigstens ungefähr weiß, worum es geht. Und dann sitzen da die ganzen Produzenten und Redakteure und wollen eine klassische Moderation sehen oder vielleicht ein Interview. Manchmal reicht auch einfach eine Vorstellung.

Dass man sich in einer Konkurrenzsituation befindet, merkt man natürlich spätestens, wenn man im Vorraum oder wo auch immer auf Kolleginnen trifft, aber ich habe immer versucht (sinnbildlich und wörtlich), dem aus dem Weg zu gehen. Für einen Moment dachte ich jedoch kurz an mein erstes Casting bei MTV zurück, und mir gefiel meine Entwicklung sehr gut. Damals floss definitiv mehr Zucker durch meine Adern, aber nicht nur das hatte sich geändert. Ich fühlte mich jetzt gelassener, klarer und einfach mit mir im Reinen.

Ich will hier nicht wie der große Berufsratgeber klingen, aber es ist fast immer am besten, so wenig wie möglich an sich heranzulassen und einfach sein Ding durchzuziehen. Denn wie weiter oben gesagt: Authentizität ist Trumpf.

Das fiel mir bei *Da wird mir übel*, dem Vorläufer, aus dem dann später die *WISO-Konsumagenten* wurden, besonders leicht, weil ich mich ja in den Jahren davor im Prinzip mit etwas sehr Ähnlichem beschäftigt hatte. *Da wird mir übel* widmete sich nämlich verschiedenen Verbraucherthemen, wo die diversen Tricks und Fallen der verschiedenen Branchen vorgestellt wurden. Genau das hatte ich zuletzt für mich selbst gemacht. Auch hier gab es wieder eine Parallele. In Los Angeles hatte ich mich unbewusst auf die Karriere im Musikfernsehen vorbereitet, jetzt waren also meine Recherchen und Kämpfe an der Zuckerfront das beste Training für Verbraucherfragen gewesen. Und natürlich kam bald auch der Gedanke, eine Sendung über mein Thema zu machen.

Nur, wie sollten wir die Sache vermitteln? Das grobe Wissen ist bei dem Ringen um eine gesunde Ernährung ja nicht das Hauptproblem. Wer täglich fünf Stücke Sahnetorte in sich hineinschaufelt, der ahnt zumindest, dass er etwas falsch macht, auch wenn er die einzelnen Details, mit denen er seinen Körper ruiniert, vielleicht nicht ganz durchschaut.

Der Teufel steckte hier also sprichwörtlich im Detail. Es ging um nuancierte Hintergrundinformationen, die als Zahlenkolonnen und technische Darstellungen schnell langweilig werden konnten. Wir hatten uns dann auch verschiedene Sendungen aus dem Ausland angeguckt, die alle recht informativ waren, aber auch ein bisschen ... na, sagen wir mal dröge. Wir haben uns dann für eine spielerische Lösung entschieden.

In der Sendung ist Wolfgang Trepper wie immer mein Moderationspartner. Er ist ein fairer und lustiger Kollege. Wolfgang hat Erfahrungen in vielen Genres gesammelt, unter anderem im Kabarett, und er hat den großen Vorteil, dass er sich selbst nicht zu ernst nimmt. Wir harmonieren als Team sehr gut, und besonders da man ihm bei seinem Habitus problemlos abnimmt, dass er sich über gesunde Ernährung in seinem Leben noch nicht allzu viele Gedanken gemacht hat, war er für mich ein sehr guter Sparringspartner.[14]

Im Zuge unserer Dokumentation haben wir überlegt, einen Selbstversuch einzubauen. Da lag es natürlich nahe, dafür die Person auszusuchen, die seit Jahren keinen industriell hergestellten Haushaltszucker konsumiert. Die Wahl fiel also auf mich.

Aber ganz so einfach war es dann doch nicht.

Die WHO (Weltgesundheitsorganisation) empfiehlt fünf Prozent des Tagesbedarfs an Kalorien als Zucker zu sich zu nehmen. Dabei wird die Süße in Früchten nicht mit eingerechnet. Die fünf Prozent beziehen sich nur auf Zuckerkalorien aus zugesetztem Haushaltszucker, Honig, Sirup und in Fruchtsäften. Den Kalorienbedarf errechnet man anhand von Tabellen. Einschlägiges Material findet man leicht im Internet. Dabei orientiert man sich an dem Grundumsatz plus Aktivitäten; außerdem spielen das Alter und Gewicht auch eine Rolle. Mit meinen 1,61 Metern und 48 Jahren komme ich nur auf einen Grundumsatz von 1145 Kilokalorien. Das heißt, so viel Energie benötigt mein Körper, um alle existenziellen Funktionen durchführen zu können. Aber da ich mich bewege und ab und zu Sport mache, komme ich Gott sei Dank auf 1800 und mehr je nach Aktivität. Ganz ehrlich, das brauche ich auch, um nicht zu hungern.

Somit dürfte ich laut WHO nicht mehr als etwa 25 Gramm Zucker zu mir nehmen. Das hatte ich vor meiner Ernährungsumstellung locker verdreifacht.

Um für einen Selbstversuch kurzfristig einen beeindruckenden Effekt zu erhalten, sollte es schon mehr als nur die von der WHO empfohlene Menge sein. Wie wär's mit hundert Gramm? Also noch mehr Zucker, als ich früher gefuttert habe.

---

14 Unsere Dokumentation *Die Zuckerfalle* beim ZDF finden Sie nach wie vor im Netz.

Ich hatte gründlich darüber nachgedacht, ob ich mich auf dieses Experiment einlassen sollte, aber jede Zelle in meinem Körper schrie *Nein*! Außerdem wollte ich das meinen Kollegen nicht antun. Sie hätten es ja mit mir aushalten müssen. Wer weiß, wie sehr ich am Rad gedreht hätte?! Und vor allem die miese Laune am nächsten Tag... Ganz zu schweigen von dem knallharten Entzug, der wieder tagelang angedauert hätte. Zum Glück hatten alle Verständnis. Das wollte ich mir nie wieder antun.

Also haben wir uns meinen Alles-Esser und Lieblingskollegen Wolfgang Trepper vorgenommen. Wie viel Zucker nimmt er täglich zu sich? Da er seinen Kaffee schwarz trinkt und nicht oft Schokolade isst, glaubte er locker unter den von uns errechneten 31 Gramm zu bleiben. Anhand seiner Mahlzeiten an einem ganz normalen Tag stellte ein Ernährungsberater aber fest, dass er schon vor dem Mittagessen die empfohlenen 31 Gramm Zucker zu sich genommen hatte. Wie kam das?

Der Zucker versteckte sich in Schokomüsli, Mandelmilch und Eistee, in seinen heißgeliebten Chips, in Tomatensauce, abgepacktem Kartoffelsalat, Erbsen und Möhren aus dem Glas, in Tiefkühlpizza, Müsliriegel und tiefgekühlten Hähnchenschnitten.

Für uns ist das jetzt keine Neuigkeit mehr, aber Wolfgang war ganz schön geplättet.

Der Vorteil einer Fernsehsendung besteht ja darin, dass man mit Experten reden kann, an die man sonst nicht rankommt. Nun wäre es natürlich ein Traum gewesen, wenn ich gleich in meiner ersten Sendung Dr. Robert Lustig zu Gast gehabt hätte, aber den erwische ich vielleicht ein anderes Mal. Und außerdem ist es ja nicht so, dass in Deutschland in Sachen Zucker-Experten Fachkräftemangel herrscht.

Ich habe dann einen einheimischen Arzt und Experten befragt, zu dessen Spezialgebieten Adipositas gehört (Fettleibigkeit) und Herz-Kreislauf-Erkrankungen. Und der Experte gab mir in allen entscheidenden Punkten recht. Verkürzt ausgedrückt: Viel Zucker in Verbindung mit einem trägen Lebenswandel (und als verwöhnte westliche Zivilisationsopfer sind wir von dieser Gefahr beinahe alle bedroht) ist ein ziemlich zuverlässiger Weg ins Verderben. Man kann so gut wie jede Seite des Pschyrembels, des klassischen klinischen Wörterbuchs, aufschlagen, man wird fast überall einen Treffer finden.

Zu hohes Blutfett. Check.

Bluthochdruck. Check.

Übergewichtig, Diabetes, Rücken- und Gelenkschmerzen. Ebenfalls check.

Dass man sich mit hohem Zuckerkonsum die Zähne ruiniert sollte ein Gemeinplatz sein. Ebenso, dass Zuckerverzicht die Zähne strahlen lässt. Ich bin da der beste Beweis.

Alle Löcher bzw. Füllungen, die ich heute habe, stammen aus meinen zwei Jahren in Los Angeles. Sie erinnern vielleicht. Die Nächte im Bett vorm TV mit Mickey Rourke und viel zu viel Süßkram. An die zehn müssten es sein, wie mein Zahnarzt feststellte, nachdem ich wieder in Berlin gelandet war. Eine war vielleicht schon vorher da, der Rest war neu. Bis zum heutigen Tage ist keins mehr dazu gekommen.

Zum einen habe ich in Deutschland natürlich meine Zähne vorm Schlafen geputzt, zum anderen hat Karies einfach keine Chance mehr. Klar kümmere ich mich um meine Beißerchen, putze 2–3-mal pro Tag und benutze auch kleine Bürstchen für die Zwischenräume, aber kein bisschen Karies seit so vielen Jahren? Das kann kein Zufall sein!

Was wir essen, hat nun mal einen entscheidenden Einfluss auf unsere Zähne. Zucker kann ihnen sogar Mineralien entziehen. Nach einer Mahlzeit ohne Zucker ist der pH-Wert im Mund nicht so sauer, also alkalisch, und die Zähne bleiben dadurch hell (Weißmehl hat übrigens einen ähnlichen Effekt auf Zähne wie Zucker!). Zur Gesundheit kommt also noch ein kosmetischer Kick. Meine Zähne sind nicht gebleicht und ich trinke Kaffee, Traubensaft und Tee, täglich.

Aber auch die anderen weit verbreiteten Gesundheitsprobleme hängen mehr oder weniger ursächlich mit Zucker zusammen. Sechs Millionen Deutsche leiden an Diabetes. Etwa 85–95 % davon erkranken an dem sogenannten Typ-2-Diabetes. Früher wurde dieser Typ als Altersdiabetes bezeichnet, weil vor allem Menschen in höherem Lebensalter davon betroffen waren. Allerdings nimmt die Zahl der Jüngeren, die diese Krankheit entwickeln, zu. Denn Übergewicht und Bewegungsmangel – Ursachen für einen Typ-2-Diabetes – treten durch einen ungesunden Lebensstil zunehmend bereits im früheren Lebensalter auf und verstärken eine bereits im Körper vorhandene Unempfindlichkeit gegenüber Insulin.

Die oben genannte Behauptung der Zuckerindustrie ist also nicht wahr, aber auch nicht ganz falsch. Natürlich ist nicht allein der Zucker zu verteufeln. Er ist einzureihen in die Liste mit weiteren gesundheitsschädlichen Faktoren, wie eine hohe Kalorienaufnahme, unausgewogene Ernährung und wenig Bewegung. Aber sein Effekt ist massiv.

Und bei Kindern sind die Probleme leider noch ernster. Mittlerweile ist hierzulande jedes sechste bis siebte Kind übergewichtig; sechs Prozent sind sogar adipös. Die WHO spricht von einer Adipositas-Epidemie in Europa. Und aus einem dicken Kind wird überdurchschnittlich häufig auch ein beleibter Erwachsener. Krankheiten, die früher erst bei Erwachsenen auftraten, sind heute bereits bei Kindern festzustellen.

Die Arbeit für die TV-Sendungen zum Thema Zucker hat mich bestärkt, und es ist einfach ein gutes Gefühl, wenn man nach langer Zeit erfährt, dass man nach vielen Irrtümern und Irrwegen doch eine ganze Menge richtig gemacht hat. Und falls jemand noch Appetit auf einen kleinen Happen Altgriechisch hat: Ich habe ja gesagt, dass mit dem Besuch bei meiner geschätzten TCM-Ärztin meine *Anastasis* (Wiedergeburt) begann. Mein Wirken in den TV-Sendungen, meine Plädoyers und Statements in den Talkshows und Diskussionsrunden könnte man dann als *Anabasis* bezeichnen.

Dieses Wort ist der Titel mehrerer klassischer griechischer Texte, so zum Beispiel von Xenophon, die sie unbedingt lesen sollten, wenn sie dieses Buch in seiner Gänze verstehen wollen.[15] Anabasis bezeichnet eigentlich nicht viel mehr als den Marsch einer Expedition von der Küste ins Landesinnere, aber im übertragenen Sinne ist damit auch der Weg gemeint, auf dem man zum Herzen der Dinge vordringt. Denn dieses Gefühl hatte ich, als ich ein überwältigendes Feedback auf vielfältigen Kanälen, vor allem aber in den sozialen Netzwerken, bekam. Die vielen Mails von vielen, vielen Frauen (ja, das muss der Vollständigkeit halber gesagt werden, es sind überwiegend, nein, nahezu ausschließlich Frauen) haben mich in der Idee bestärkt, weiter an diesem Thema dranzubleiben.

Gerade weil ich mich in vielen Mails selbst mit meinen Problemen wiedererkannt habe, entstand schließlich die Idee, meine Erfahrungen in ein Buch zu fassen. Was aber nicht bedeutet, dass ich von der Fernseharbeit Abstand nehme. Und da gibt es noch immer eine Sache, die mich stört.

Auch wenn man es nicht sieht, weil es hinter den Kulissen stattfindet: Das Catering in meinem Job ist schon sehr zuckerlastig. Zu meinen MTV-Zeiten hat mich das nicht gestört, als bekennender Sugarholic holte ich mir meine tägliche Ration Schokoriegel, Kuchen und Eis an unserer »Tankstelle«. Nur das Mittagessen habe ich meist weggelassen, weil das vor einer Show zu schwer gewesen wäre.

Aber auch heute ist in den Garderoben eher ein halber Eimer Süßkram (sinnbildlich gesprochen) zu finden als eine Schale

---

15 Das ist ein Scherz. Falls Sie aber andererseits an Schlafstörungen leiden sollten ...

Obst. Ich bin mir gar nicht so sicher, ob das ein Zufall ist. Wer voll auf Zucker ist, ist zumindest aufgedreht und vor der Kamera keine Schlaftablette.

Aber auch bei Lampenfieber greifen viele Leute lieber zur Schokolade, dabei wären Nüsse hier die eindeutig bessere Nervennahrung.

Bei Galadinners oder anderen Events wird hingegen meist geklotzt statt gekleckert. Große Namen schwingen hier die Kellen, was aber nicht zwangsläufig heißt, dass bei Soßen oder Dressings auf Zucker verzichtet wird.

Da bleibt also noch einiges zu tun.

LA DOLCE VITA

oder

DAS WIRKLICH SÜSSE LEBEN

In der Einleitung zu einem Interview schrieb mal eine Reporterin über mich: Anastasia Zampounidis scheint keine der Entscheidungen in ihrem Leben wirklich zu bereuen.

Nun soll man nicht alles glauben, was in der Zeitung steht, aber dieser Eindruck trügt nicht. Vor allem weil ich im Rückblick sagen kann, dass ich in den großen Dingen immer die richtige Entscheidung getroffen habe. Und jetzt habe ich meine Mitte gefunden.

Zu meinen größten Schwächen gehört Ungeduld. Ich weiß, dass diese Eigenschaft in nahezu allen Promi-Umfragen aufgeführt wird. Als es im Magazin der Frankfurter Allgemeinen noch den berühmten Fragebogen gab, verging wohl keine Woche, in der nicht Ungeduld als Untugend aufgeführt worden wäre. Vielleicht würde ich ja auch noch eine andere Eigenschaft finden, aber danach zu suchen fehlt mir einfach die Geduld.

Und doch hat mich mein neues Leben auch gelassener gemacht. Es ist wirklich verblüffend zu sehen, wie sich ein Körper, der besser behandelt wird, auf emotionaler und spiritueller Ebene dafür bedankt. Ich spüre weniger Zweifel, weniger Druck, und bei alldem habe ich das Gefühl, dass mich meine Art zu ernähren umarmt, wärmt und beschützt.

Statt mir mein Gehirn mit endlosen Grübeleien zu zermartern, analysierte ich ein Problem kurz und parkte es dann in meinem Gehirn, gewissermaßen auf Wiedervorlage. Im Moment kann man meistens sowieso nichts ändern, sondern muss es am nächsten Tag oder später angehen. Ich fiel nie wieder in die Grübelfalle! Was für ein Wow-Erlebnis. Und so zieht sich das Konzept durch alle Lebensbereiche!

Der Abschied vom Zucker war definitiv der größte Einschnitt in meinem Leben, aber er hat nur deshalb funktioniert, weil ich ihn in meinem Inneren wirklich wollte. Zwang hätte da keinen Zweck gehabt. Ich denke, es hat sich auf diesen Seiten vermittelt, dass ich alles andere als ein Kontrollfreak bin, der sich ein ehrgeiziges Ziel setzt und dann keinen Millimeter davon abweicht. Der Körper weiß am Ende immer am besten, was er kann und was er will. Ich bin nicht perfekt und habe auch kein Problem damit. Sollte ich in die Fußstapfen meiner großen Vorfahren treten und eine Philosophie begründen, dann wäre der erste Satz der Zampounidis-Lehre ganz einfach: »Bist du zu streng, funktioniert es nicht.«

Im Gegenteil. Die Folgen könnten fatal sein.

Für längerfristige Kasteiung gibt es sogar eine offizielle Bezeichnung: *Orthorexie*. Das ist altgriechisch und bedeutet orthós = richtig; órexi = Appetit. Die Endung *-rexie* steht immer für eine Erkrankung, zum Beispiel Anorexie. Bei der Orthoroxie geht es aber nicht um die Menge der Nahrungszufuhr, sondern um ihre Qualität, was wiederum zu einer Vorstufe von Magersucht führen kann, da man lieber aufs Essen verzichtet, als »falsch« zu essen. Und da sollten alle Alarmglocken läuten. Betroffene sind krankhaft fixiert auf gesundes Essen und versuchen ungesundes zu vermeiden. Und das kann seltsame Ausmaße annehmen: Den ganzen Tag über studiert man Nährwerttabellen, checkt den Vitamingehalt und versucht permanent »gesündere« Lebensmittel zu bekommen.

Auf der Strecke bleiben nicht nur die Lust und Freude am Essen, es kommt auch zu handfesten Mangelerscheinungen – und irgendwann natürlich Untergewicht. Man merkt es an Symptomen wie Schlaf- und Konzentrationsstörungen, Null-Bock-

Attitüde und limitierter Leistungsfähigkeit. Auch soziale Folgen bleiben nicht aus. Denn wer sich so extrem ernährt, kann in geselliger Runde nicht mehr mitessen.

Ich vermeide so eine krasse Ausgrenzung, indem ich nie versuche zu missionieren und nur über meine Ernährungsform spreche, wenn ich interessiert danach gefragt werde. Jetzt mal ganz ehrlich, wenn jemand glücklich mit sich und seinem Leben ist, warum sollte ich ihm einreden, dass er unbedingt auf Zucker verzichten muss?! Schließlich haben Sie dieses Buch ja auch (hoffentlich) freiwillig zur Hand genommen, weil Sie das Thema interessiert, Sie offen und offensichtlich auf der Suche nach einer Veränderung sind. Wunderbar! Genau für Sie bin ich da.

Doch so eine Veränderung ist leichter gesagt als getan. Wie kann man denn sichergehen, dass man nicht auf dem falschen Weg ist? Man kann die Orthorexie ja auf alle möglichen Gesundheitskonzepte beziehen, ob vegetarisch, vegan, kalorienreduziert, Paleo und und und. Man kommt nicht umhin, da hinzuschauen, wo es eventuell etwas unangenehm werden könnte. Also die Ursache für eine (aufkeimende) Essstörung. Einige Mediziner sehen hier keine eigenständige Krankheit, sonders eine Zwangsstörung, die aber durchaus in eine manifeste Essstörung (wie zum Beispiel Magersucht) münden kann. Andere halten die Fixierung auf gesundes Essen für ein Teilsymptom einer bereits bestehenden Essstörung. Wegen dieser Schwierigkeiten bei der Zuordnung ist die Orthorexie nicht in eine Krankheitsklassifikation aufgenommen. Sie ist also offiziell nicht als eigenständiges Krankheitsbild anerkannt.

Was ist denn nun die Ursache? Das Bedürfnis nach Kontrolle! Ähnlich wie bei der Magersucht wird hier der Versuch unternommen, die in anderen Lebensbereichen verloren gegangene Kontrolle zurückzugewinnen. Ängste oder fehlendes Selbstwertgefühl sollen somit ausgeglichen werden. Betroffen sind – auch hier eine Parallele zur Anorexie – vor allem junge, meist gebildete Frauen zwischen zwanzig und vierzig Jahren.

Es ist also immer gut, zwischendurch innezuhalten. Man sollte sich immer selbst fragen, was mache ich da eigentlich, warum mache ich das, und macht es mir Freude oder stresst es mich mehr. Und am wichtigsten: Habe ich Hunger oder bin ich happy?

Zum Zeitpunkt der Veröffentlichung dieses Buches bin ich 48 Jahre alt und werde Anfang bis maximal Mitte 30 geschätzt. Wie kann das sein? Ich habe gleichaltrige Freundinnen, die werden auch jünger geschätzt, aber nicht so sehr wie ich.

Die Komplimente freuen mich natürlich, auch wenn ich es nicht ganz so toll finde, auf mein Aussehen oder Alter reduziert zu werden. Das füttert nur unnötig das Ego. Aber wenn es Ihnen einen weiteren Grund gibt, auf des Teufels Brut zu verzichten, dann bitte gern!

Viele behaupten, die Gene sind ausschlaggebend dafür, wie sehr man einem das Alter ansieht. Zugegeben: Meine Eltern sind schon recht alt und sehen jünger aus und sind organisch kerngesund. Halleluja. *Aber* meine Mutter hat, seit ich denken kann, ihr Leben lang *jeden* Tag für uns und mittlerweile für sich und meinen Vater frisch und mediterran gekocht! Sie rauchen nicht und trinken nur sonntags mal ein Glas griechischen Rotwein. Und sie sind auf ihre alten Tage nicht allein, wir kümmern uns um sie, wie es in griechischen Familien und auch vielen deutschen selbstverständlich ist. Ich denke, das spielt auch eine Rolle beim Altern. Körper, Geist und Seele bilden immer eine Einheit.

Unterscheiden die Gene des »langsamen Alterns«, beim Geschlecht? Mein Bruder ist bloß 1,7 Jahre älter als ich und hat deutliche Falten im Gesicht. (Sorry, George. Er sieht trotzdem frisch, voller Energie – und natürlich sauattraktiv – aus, aber eben nicht so faltenfrei wie ich.)

Dank seiner Frau besteht seine Ernährung auch nicht mehr nur aus Fast Food und Fertigprodukten, wie zu unserer Studentenzeit. Aber auf Zucker verzichtet er nicht.

Also?

Natürlich gibt es Menschen, die nicht wollen, dass Zuckerfreiheit als Anti-Aging-Mittel fungiert. Sie verdienen viel Geld mit Zucker, und dann gibt es noch die große Industrie der Nahrungsergänzungsmittel und Kosmetika mit ihren Anti-Aging-Wundermitteln. Die wollen sich ihr Geschäft nicht damit verderben lassen, dass man Falten so einfach vermeiden kann. Falls Sie denken, dass zuckerfrei leben teuer ist, weil man jetzt öfter im Biomarkt oder frisch einkaufen muss, dann können Sie an dieser Stelle auf jeden Fall sparen. Essen Sie sich jung, statt teure Anti-Aging-Produkte zu kaufen. Ich verwende *keine* solchen Produkte, nur reine Naturkosmetik, aber eine ganz normale leichte Creme, nicht auf ältere Haut abgestimmt. Ich nehme auch keine Pillen, Vitamine, Tabletten oder sonstige Nahrungsergänzungsmittel zu mir.

Und nein, ich habe nicht und werde niemals meinem Körper Gift, Säuren oder Schnitte beziehungsweise Operationen antun, denn das würde mein Bemühen des vergangenen Jahrzehnts zunichtemachen, mein Qi so schnell wie möglich durch meinen Körper schießen zu lassen. Jegliche Fremdsubstanz würde die reinste Qi-Karambolage in meinem Körper bedeuten.

Ich verlasse mich viel lieber auf natürliche Produkte, die auch noch gut schmecken. Zum Beispiel integriere ich jeden Tag Leinsamen in meinen Speiseplan (geröstet für mehr Qi), die viel effektiver von innen auf die Haut wirken als teure Cremes. Sie sorgen nicht nur dafür, dass der Blutzuckerspiegel beim Verzehr von Trockenfrüchten nicht zu hoch schießt, sondern auch noch für eine tolle Haut durch ihre zahlreichen gesunden Inhaltsstoffe: ungesättigte Omega-3-Fettsäuren und Proteine, Mineralien wie Kalium, Kalzium, Magnesium, Eisen, Jod, Fluorid und Vitamine.

Die Ballaststoffe der Leinsamen können ihr Volumen um das 3- bis 6-fache verdoppeln. Sie füllen den Magen- und Darminhalt auf und geben gleichzeitig ihren Schleim frei, der einen schützenden Effekt im Verdauungstrakt ausübt. So sollen ihre Ballaststoffe und Schleimstoffe schützend auf die Haut und Schleimhaut wirken.

Leinsamen sorgen außerdem dafür, dass Wasser besser von der Haut aufgenommen und gespeichert werden kann, wodurch sich das gesamte Hautbild bei Problemen normalisieren kann. Die kosmetische Wirkung ist also nicht zu unterschätzen.

Mein Pralinenersatz, die Medjool-Dattel und Walnuss plus Leinsamen ist nicht nur industriezuckerfrei, also gesund, und lässt mindestens genauso viele Glückshormone durch unseren Körper fliegen wie Schokolade, sondern macht auch noch jung!

Walnüsse enthalten eine ideale Kombination aus Kalzium, Kalium, Magnesium, Zink und Eisen sowie das Zellschutzvitamin E, das vielen Cremes deswegen zugesetzt wird. Besonders wichtig ist die Pantothensäure – sie sorgt für eine glatte Haut.

Und Datteln bringen mehr Ballaststoffe mit als Vollkornbrot, mehr Kalium als Bananen oder Kartoffeln und beliefern uns zudem noch mit Kalzium, Vitamin A, B_3, Zink und Eisen. Nicht zu vergessen Vitamin E, das vor aggressiven freien Radikalen und somit vor vorzeitiger Hautalterung schützt.

Datteln bieten eine gesunde Alternative zu Schoko & Co. da der fruchteigene Zuckergehalt achtzig Prozent beträgt (durch Wasserentzug konzentrierter) und deswegen direkt ins Blut geht. Unser Gehirn liebt das! Auch der hohe Gehalt an unterschiedlich schnell verwertbaren Kohlenhydraten gibt enorme Kräfte. Hätte ich das damals vor den Klausuren in der Oberstufe gewusst, wäre ich nicht schon zwei Stunden nachdem ich Traubenzucker genommen habe wieder schlapp gewesen. Die

Klausuren dauerten aber sechs Stunden. Autsch. Der Rausch von Datteln und Co. hält viel länger an.

Nun stellen Sie sich mal vor, dass Sie in Zukunft so wie ich statt zu Schokolade oder Riegel zu dieser Dreifaltigkeit des Genusses, dieser Dreier-Kombi, greifen, also Walnuss in entkernter Dattel in geröstetem Leinsamen gerollt, dann werden Sie in Zukunft ebenso jünger geschätzt. Erwarten Sie den Unterschied nur bitte nicht von heute auf morgen, etwas Geduld, schließlich braucht der Körper ein Weilchen für die Umstellung. Gönnen Sie ihm diese Zeit.

Natürlich werde auch ich älter, und das darf ich auch. Wie anstrengend das Leben wäre, gegen ein Naturgesetz massiv angehen zu wollen. Ich altere aber eben etwas moderater.

Ja, ich färbe mir Strähnen, um das graue Haar abzudecken, und ich schminke mich auch für meine Tätigkeit vor der Kamera. Privat gar nicht und siehe da, ungeschminkt sieht Frau immer jünger aus... Probieren Sie es mal aus. Und wieder Geld für Make-up gespart.

Ich sehe einen ganz großen Unterschied zwischen äußerlich angewandten Beauty-Tricks oder Eingriffen in den Körper. Nicht nur aus der Qi-Perspektive. Auch wenn man sich im ersten Moment gut fühlt, weil durch Botox und Co. Falten gekillt wurden, im Grunde signalisiert man sich selbst und seinem Körper tief im Inneren: »Ich genüge nicht«. Und das sehe ich nicht so. Das kann auch nicht so gedacht sein von wem auch immer, der uns hier in diese Welt gesetzt hat. Ich genüge immer, ich bin und werde immer okay sein, so wie ich bin. Ich weiß, es ist nicht einfach in einer Gesellschaft, die das Aussehen für mindestens genauso wichtig ansieht wie Leistung und Können, aber wenn wir dagegen nicht ein Zeichen setzen, dann wird sich daran auch nichts ändern.

Haben Sie sich einmal mit einer gebotoxten Person unterhalten? Vor Jahren ist mir aufgefallen, dass ich im Gespräch mit einer bestimmten Person das Problem hatte, dass ich nie sicher wusste, woran ich bei ihr war. Ich konnte ihren Worten einfach nicht glauben. Bis sie mir eines Tages gestand, dass sie regelmäßig Botox spritzen lässt. Nicht viel, sonst wäre es mir ja sofort aufgefallen. Aber offensichtlich doch subtil wahrnehmbar. Es gibt eben eine fast noch wichtigere Kommunikationsebene als die akustische: die nonverbale! Man verleiht seinen Worten Glaubwürdigkeit durch seine Mimik. Man unterstützt alles, was man sagt, mit einem bestimmten Gefühl. Wie geht es mir, wenn ich etwas sage. Wie soll unsere Gesellschaft funktionieren, wenn wir nicht mehr wissen, was der Mensch gegenüber fühlt?

Im TV schauen mir mittlerweile so viele unbewegliche (weibliche und männliche) Gesichter entgegen, die teilweise ungelogen meine Kinder sein könnten. Schade. Es geht etwas sehr Wichtiges dabei verloren. Bleiben Sie für Ihr Umfeld glaubwürdig und wahrnehmbar – und lassen Sie, wenn Sie weiterhin jung aussehen wollen, einfach den Zucker weg!

In dem Moment, in dem ich aus Sicht von irgendjemandem zu alt für das Medium Fernsehen sein werde, werden Sie mich auch nicht mehr dort sehen. Ich kann eine Gesellschaft nicht ändern, aber ich werde es erst recht nicht schaffen, indem ich mich doch den Regeln unterwerfe, die ich für falsch, altersdiskriminierend und schädlich für unser Seelenleben halte.

Das Thema Zucker und Anti-Aging hat mich tatsächlich erst vor einem Jahr zu interessieren begonnen. An Falten habe ich nun wirklich nicht gedacht, als ich 2006 mit dem Zuckerentzug anfing. Ich hatte andere Probleme. Im Zuge meiner öffentlichen Auftritte wurde ich aber quasi dazu gezwungen, zu schauen, was denn da mit mir los ist. Und siehe da, es gibt einige, die ganz bei mir sind: Zahlreiche Mediziner sind der Überzeugung, dass der Alterungsprozess durch Zucker schneller voranschreitet.

Die Haut wirkt früher fahl und wird schlaff, mehr Falten treten auf.

Aber woran liegt das? Na, an den AGEs! Die Abkürzung steht für *Advanced Glycation End Products*. Dabei handelt es sich um eine Verbindung aus Zucker- und Eiweißmolekülen. Wie der letzte Teil der Bezeichnung schon vermuten lässt, sind dies Abfallprodukte, die nicht verstoffwechselt werden können. Ein kleiner Teil von ihnen schafft es in die Freiheit, und sie werden über die Niere ausgeschieden, aber der Großteil bleibt. Für immer. Wo? Da wo es gemütlich, warm und weich ist – im Gewebe oder an Blutgefäßen. Natürlich auch an Kollagen- und Elastinfasern, was einen Verlust ihrer Elastizität zur Folge hat, was wiederum die Falten bilden lässt.

Damit werden übrigens nicht nur Falten gefördert, sondern auch Cellulite. Ich marschiere auf die fünfzig zu, klar hab ich nicht mehr so einen Popo wie die 14-jährigen Hinterteile der Werbeanzeigen der Kosmetikindustrie, aber ganz ehrlich – es ist gaaaanz wenig.

Es geht noch weiter:

Durch die im Körper bleibenden Abfallprodukte können die Zellen nicht mehr optimal mit Sauerstoff versorgt werden. Reparaturprozesse der Haut bleiben auf der Strecke.

Eine weitere Folge der Verzuckerung: Entzündungsprozesse werden gefördert. Das ist interessant für Menschen, die zum Beispiel an Arthrose leiden.

Doch nicht nur unsere Haut altert. Mit dreißig habe ich das erste graue Haar in meiner dunkelbraunen Lockenpracht entdeckt. Lustig fand ich es damals. Nicht so lustig war nur, als es im Verlauf meiner dreißiger Jahre immer mehr wurden. Es gibt Menschen, die ergrauen schon viel früher, aber meine Mutter hat heute noch circa ein Viertel schwarzes Haar, warum ging's bei mir dann so früh los?

Heute färbe ich helle Strähnen ins Haar, sodass das Silber

nicht zu sehen ist. Noch finde ich, das passt nicht zu meinem Erscheinungsbild, aber ich freue mich jetzt schon darauf, später weißes Haar zu tragen.

Bei einem längeren Kreta-Urlaub in den letzten Jahren habe ich einige Wochen der Natur freien Lauf gelassen und konnte beobachten, wie viele graue Haare nachwachsen. Es waren weniger, als ich erwartet habe, zumal es schon fünfzehn Jahre her war, als das erste auftauchte.

Natürlich hatte ich mal wieder des Teufels Brut im Verdacht gehabt und siehe da: Es geht hauptsächlich um die Entmineralisierung des Haarbodens. Dort kann unser Körper am schnellsten Mineralien anzapfen. Eine Entsäuerung (siehe auch meine Ausführungen zum Basenfasten) hilft auch hier.

Was genau passiert da? Zucker soll die Aufnahme von essenziellen Mineralien und Vitaminen verhindern, welche maßgeblich für Haarwuchs verantwortlich sind. Vitamin E zum Beispiel oder Zink. Kalzium und Chrom sollen auch durch Zucker vermehrt über die Nieren ausgeschieden werden. Und was der Körper so verliert, holt er sich am leicht zugänglichen Haarboden zurück.

Zucker verhindert ebenfalls die Aufnahme von Proteinen, die die Struktur von Haaren, Nägeln und Zähnen formen. Wenn ich darüber nachdenke, hatte ich früher tatsächlich brüchigere Nägel als heute.

Ich habe vor meiner Zuckerabstinenz immer irgendeinen mangelhaften Wert beim alljährlichen Bluttest gehabt, mal war es Eisen, mal Eiweißwerte, mal Vitamin D oder Calcium (dabei habe ich bis 2006 noch Kuhmilchprodukte konsumiert!) und und und . . . Nie stimmte mein Blutbild einfach nur. Es war zwar nicht gesundheitsgefährdend, aber immer so, dass es auffiel und ich Nahrungsergänzungsmittel einnehmen sollte. Was ich doof fand, da ich ja Gemüse und Obst durchaus zu mir nahm, teilweise geradezu in mich reinschaufelte, wegen meiner schlechten Ergebnisse, nur um dann im nächsten Check wieder kein optimales Bild zu bekommen. Das hat sich zum Glück erledigt. Ich habe seit acht Jahren keinen mangelhaften Wert in meinem Blutbild mehr, nur weil mein Körper ohne den Mineralien-Killer Zucker alle Nährstoffe optimal aufnehmen und verwerten kann.

Überhaupt kenne ich Krankheiten seit Längerem nur noch vom Hörensagen. Ich bin sieben Jahre lang zwei Mal pro Jahr für jeweils zehn Akupunktur-Sitzungen zu meiner TCM-Ärztin gegangen, mal wegen Nackenverspannungen, mal wegen einer Erkältung ... Was immer anstand. Dabei habe ich sie immer zu meinem Zuckerentzug und der Fünf-Elemente-Ernährung ausgequetscht. Ich glaube, sie war sehr amüsiert und auch begeistert von meinem Enthusiasmus. Wahrscheinlich stellte keiner ihrer Patienten so viele Fragen wie ich.

Dementsprechend war ich sieben Jahre lang auch zu hundert Prozent diszipliniert. Heute sündige ich auch mal und esse nicht warm, wenn ich einen langen Arbeitstag habe und nur ein Brötchen zwischendurch geht. Das ist trotzdem nach wie vor eine Ausnahme. Ich merke sofort, wenn so eine Ausnahme zu oft passiert, ich fühle mich dann nicht mehr so glücklich nach dem Essen.

Letztens hat mich ein Freund gefragt, ob ich denn nie Lust hätte, so einen Kuchen – und er zeigte auf ein riesengroßes Stück Schokotorte vor sich – doch mal wieder zu essen. Ich konnte seinem Gesicht ansehen, dass er mein Nein nicht richtig glauben konnte. Aber es ist so.

Ich habe den Zucker aus meinem Dasein verbannt und dafür das wahre süße Leben gefunden. Wer hätte das an jenem April-Nachmittag im Jahre 2006 geahnt, als ich total unterzuckert und aufgedreht in die TCM-Praxis in Berlin stapfte und eigentlich nur diese vermaledeiten Nackenschmerzen loswerden wollte?

ÓPIOS VIÁSETE SKONTÁFTI

oder

WER ES EILIG HAT, STOLPERT LEICHT

So.

Nur mal angenommen, Sie sind jetzt an dem Punkt angekommen, an dem Sie sagen: Das will ich auch mal probieren.

Was soll ich sagen? Herzlichen Glückwunsch! Ich gratuliere zu diesem weisen Entschluss.

Nur, vermutlich gibt es da noch ein Problem.

Wie soll man anfangen, wenn man nicht genau weiß, wie?

Zugegeben, Hermann Hesse ist mit diesem Satz wahrscheinlich schon hundert Mal zu Tode zitiert worden, aber er hat nun mal recht: »Jedem Anfang wohnt ein Zauber inne.« Und diesen Zauber sollten Sie sich auf keinen Fall nehmen lassen.

Lassen Sie sich Zeit. Bereiten Sie sich gut vor. Bevor Sie loslegen, sollten Sie erstmal Ihr Essverhalten analysieren. Am besten Sie schreiben eine Woche lang auf, was Sie essen. Wenn Ihnen das zu viel Arbeit ist, dann gehen Sie durch Ihre Küchenschränke und den Kühlschrank und schauen Sie sich alle Etiketten an. Sie können natürlich auch auf die Nährwerttabelle schauen, vor allem wenn Sie auf Ihr Gewicht achten wollen, denn dort steht unter anderem, wie viele Kilokalorien ein Nahrungsmittel aufweist. Aber für den Zuckerentzug ist einzig und allein die Zutatenliste wichtig. In der Tabelle steht nämlich auch, wie viel Zucker in einem Nahrungsmittel von Natur aus enthalten ist. Der stört uns nicht! Wir wollen den Haushaltszucker vermeiden.

Tauschen Sie nach und nach Produkte wie Senf, Ketchup, saure Gurken, Rotkohl aus dem Glas, pflanzliche Milch, Müsli,

Brot etc. durch Produkte ohne Zucker aus. Einige Produkte finden Sie nur im Bioladen zuckerfrei. Wer auf sein Portemonnaie achten muss, kann entweder anfangen etwas puristischer zu essen oder selber den Kochlöffel zu schwingen. Gern auch auf Vorrat. (Habe ich schon erwähnt, dass Sie am Ende des Buches Rezepte finden? Okay, okay, wollte ich nur nochmal gesagt haben.)

Vielleicht ist der 1. Januar (jaja, die berühmt-berüchtigten Neujahrsvorsätze) oder Ihr Geburtstag gar nicht der richtige Tag, um anzufangen. Eventuell setzt Sie das nur unter Druck. Wählen Sie einen Tag, der nicht von außen an Sie herangetragen wird. Jeder Tag kann der richtige sein.

Entwickeln Sie eine Routine. Ich liebe mein Morgenritual. Nähere Informationen dazu finden Sie im Beispieltag im Anhang. Rituale geben uns ein Gefühl von Geborgenheit, wir sind schließlich Gewohnheitstiere.

Es hilft, die Umstellung *en passant* zu leben, und ist sie einmal vollzogen, strengt es nicht mehr an, nur die ersten Wochen. Nach sechs Wochen schaltet das Gehirn auf Autopilot.

Doch.

Das schaffen Sie!

Sie werden nicht drum herumkommen, mehr zu kochen. Wenn Sie es eh schon machen, super!

Wenn Sie gut vorbereitet in die Woche starten, besteht auch nicht die Gefahr, dass Sie den ganzen Tag ans Essen denken müssen, denn es ist ja alles geregelt. In den ersten Wochen ist das natürlich okay, aber danach sollte Essen nicht der Gedanke Nr. 1 sein, dazu ist das Leben viel zu abwechslungsreich. Außerdem wird so auch die Gefahr der Orthorexie gebannt. Die Leichtigkeit des Lebens sollte immer bewahrt werden.

Bereiten Sie Ihr Essen vor. Am besten am Sonntagabend für die kommenden zwei bis drei Tage. Ich koche manchmal einen Riesentopf mit einer Mischung aus unterschiedlichen Gemüsen und esse davon drei Tage lang und bereite täglich nur noch

Reis, Tofu oder Hülsenfrüchte dazu. Aber auch Reis oder Bohnen können Sie vorkochen und im Kühlschrank aufbewahren. Drei Tage sind meistens okay. Würzen und salzen. Geben Sie pflanzliches Öl erst am Tag des Aufwärmens oder Zubereitens dazu.

Sie können auch Energy Balls oder Kuchen oder Brot zubereiten und die Arbeitswoche über mitnehmen. (Rezepte siehe Anhang.)

Ich habe im Auto und in der Handtasche immer Nüsse, Trockenobst, geröstete Kerne oder Samen dabei. Das ist praktisch, so habe ich immer entweder einen Snack zwischendurch oder etwas zum Aufpimpen einer Mahlzeit, wenn ich unterwegs oder beim Arbeiten bin.

Als spät erblühte Köchin war ich gezwungen, neue Lebensmittel für mich zu entdecken. Vor allem Gemüse, denn – Achtung – die sättigen nicht nur langfristig, sondern unterdrücken den Heißhunger auf Süßes. Ich habe mir nach und nach auf dem Ökomarkt Gemüsesorten zu eigen gemacht, die ich vorher fast nie gegessen habe: Petersilienwurzel, Pastinaken, Rote Beete, Topinambur, Grünkohl, Artischocke. Für optimale Sättigung besteht meine Vollmahlzeit meistens aus einem Drittel Kohlenhydrate oder Eiweiß und zwei Dritteln Gemüse. Dieses Verhältnis ist keine schlechte Orientierung.

Aber was, wenn der erste Versuch, nach einer kurzen, geradezu euphorischen Startphase dann doch mehr oder weniger in die Hose geht? Falls Sie es also mal probiert haben und rückfällig geworden sind: Das ist gar nicht so schlimm, wie Sie vielleicht denken.

Ich habe nach sechs Monaten Abstinenz etwas ausprobiert, und dieser »Rückfall« half mir, bis heute clean zu bleiben.

Auf einer Charity-Gala im noblen Hotel Adlon in Berlin beschloss ich, mich für sechs Monate Zuckerverzicht zu belohnen, indem ich *alle* fünf Gänge des Galadinners esse, also auch das Dessert. Ich fand den Rahmen mehr als angemessen. Schließlich hatte ich ein halbes Jahr gezeigt, wie diszipliniert ich sein konnte. Wenn ich wollte. Ich handelte also in vollem Bewusstsein. Ja, wenn es drauf ankommt, kann ich schon sehr verwegen sein.

Die ersten vier Gänge waren wie erwartet, exquisit und köstlich und auch so gut wie zuckerfrei. Aber ich kannte ja Veranstaltungen dieser Art. Ich wusste, das würde nicht so bleiben. Beim Dessert würden die Köche alles verlorene Terrain wiedergutmachen.

Die Spannung stieg.

Und was passierte dann?

Der Nachtisch wurde aufgetragen.

Es handelte sich um mehrere kleine Kreationen mit Teig, Eis und einer Art Crème brulée. Ein süßer verführerischer Gruß aus der Zeit, als ich mit dem Zucker noch auf Du und Du stand. So ladylike wie möglich verleibte ich mir all diese Köstlichkeiten ein.

Dann registrierte ich – nichts. Für einen Augenblick war alles so wie immer. Ich war kurzzeitig verwirrt. Sollte der Zucker etwa nach meiner kurzen Auszeit jeglichen Zauber für mich verloren haben?

Doch noch am selben Abend wieder zuhause fühlte ich mich unwohl. Ich spürte ein seltsames Rauschen im Kopf, hatte ein mittlerweile unbekanntes Völlegefühl, und mir war etwas übel. Das wird schon wieder, dachte ich.

Doch auch am nächsten Tag blieb die Übelkeit, und ich hatte Heißhunger. Auf *Süßes*! Ich wollte mehr. Den ganzen Tag, vierundzwanzig Stunden lang konnte ich an nichts anderes mehr denken. Das war schrecklich. Ich malte mir in den buntesten Farben aus, was ich mir denn Leckeres holen könnte, ein Eis oder vielleicht doch lieber eine Tafel Schokolade?! Und es wurde noch schlimmer: Diese Gier hielt ganze fünf *Tage*! Was für ein

Höllentrip. Als ich mich damals nach dem Briefing durch meine TCM-Ärztin entschlossen hatte, dem Zucker zu entsagen, hatte ich mit allen möglichen Entzugserscheinungen gerechnet, aber stattdessen nur Euphorie geerntet. Nun schlug das Pendel in die andere Richtung aus. Für meinen kurzen Rückfall wurde ich grausam bestraft.

Und genau deswegen habe ich danach durchgehalten. Ich wusste, das will ich nie wieder erleben. Und hier sitze ich nun und schreibe dieses Buch und bin dem weißen Gift nie wieder verfallen. Also, wenn Sie beim ersten Versuch gestrauchelt sind, stehen Sie wieder auf, klopfen den Zuckerstaub aus den Kleidern und versuchen es nochmal. In jeder Niederlage steckt eine Lektion, man muss sie nur verstehen.

Egal wie enttäuscht Sie bei einem Rückfall sind – Sie sind kein Versager. Nie! Zu keinem Zeitpunkt. Sie werden etwas übersehen haben. Vielleicht waren die Lebensumstände einfach zu krass. Es wird einen bestimmten Grund geben, warum es zu einem Rückfall kam. Der erste Schritt zur Veränderung ist *Bewusstsein*! Was im Prinzip nichts anderes bedeutet als zu wissen, was man tut und warum.

Zuckeralternativen sind keine Alternative für mich, aber es kann schon mal vorkommen, dass mich des Teufels Brut in einem schwachen Moment bei über 30 Grad und langen Drehtagen erwischt und ich mich einer eiskalten Cola light hingebe. Für den Moment ist das natürlich toll, aber ich habe die Erfahrung gemacht, dass Aspartam bei mir zu gesteigertem Appetit nach circa einer Stunde führt. Doof! Aber hey, die Sünde lauert überall, und man muss sich auch schwache Momente verzeihen. Zucker kommt jedoch nie in Frage, da kann der Teufel noch so verführerisch mit Schoki oder Eiscreme bei 38 Grad im Schatten locken. Nix!

Aber wenn Ihnen Alternativen helfen, um erstmal vom Haushaltszucker loszukommen, versuchen Sie es damit. Allerdings beeinflussen Sie leider wieder das Verhältnis von Körper, Geist und Gefühlen, sodass intuitives Essen nicht möglich ist.

Sie sollten sich nur nicht austricksen und zig *Cheat Days* in Ihre Diät einbauen. Ansonsten sind solche Ausbrüche ganz gut für den Stoffwechsel, die Abwechslung im Essensplan hält die Verbrennungsmotoren fit. An dieser Stelle ist es angebracht zu überlegen, wann es nur eine Ausnahme – ein *Cheat Day* – ist und wann es sich um ein Zuckerrückfall handelt. Ich denke, wenn ich am nächsten Tag ohne Probleme wieder in meinen ganz normalen Ernährungsplan übergehen kann, war es eine Ausnahme, wenn es mir tagelang schwerfällt, dann war es ein Rückfall.

Aber immer gilt: Lassen Sie sich nie entmutigen, schließlich ist die Ernährungsumstellung ein Prozess.

Ein weiteres altgriechisches Wort neben *Diät*, das ich gern in seiner ursprünglichen Bedeutung verwende, lautet: *Esoterik*. In unserer Gesellschaft ist hiermit oft eine negative Konnotation verbunden, weil manche damit Quacksalber assoziieren. Schwarze Schafe gibt's halt überall. Aber eigentlich heißt es nichts anderes als »Innenschau« – der Blick nach innen, also Selbstreflexion. Und diese ist hier gefragt!

Unser Körper kann uns tatsächlich ganz klar und deutlich sagen, wann, was und wie viel süß er möchte, vorausgesetzt, er wird in seinem natürlichen Wirken nicht durch Zucker und Co. fehlgeleitet. Lauschen Sie nach ein paar Wochen Zuckerentzug genau in sich hinein, vielleicht hören Sie seine Stimme so wie ich. Denn sie ist lauter und wichtiger als alle anderen.

Außerdem ist der Vergleich mit anderen (*Exoterik*: der Blick nach außen) der erste Schritt zum Unglücklichsein. Auch die vermeintlich perfekten Hollywood-Stars (Jennifer Lawrence, Brad Pitt und Konsorten) führen ihre inneren Kämpfe, egal von wie viel Geld, Ruhm und Schönheit sie umgeben sind. Sie müssen Ihr Wohlfühl-Gewicht und Ihre Wohlfühl-Lebensweise finden. Nach der Lektüre dieses Buches wissen Sie, wo und wie Zucker versteckt wird. Nun müssen Sie sich um Ihre emotionale Ebene kümmern. Zu wissen, warum Sie »schwach« werden, ist die halbe Miete. Denn dann bemerken Sie auch die Warnsignale, die Sie vor einem Rückfall bewahren können.

Eine weitere Frage, die ich oft höre, lautet: »Ich esse von morgens bis abends und kann nicht aufhören, meist süß! Was kann ich tun?«

Erstmal gilt wie immer:

Keine Panik.

Alles wird gut.

Es wird einen guten Grund dafür geben, warum Ihr Körper so reagiert. Hier stelle ich Ihnen einige Tipps und Hinweise zusammen, woher Appetit kommen kann (das kenne ich nur zu gut) und wie ich ihn zügle.

- Trinken Sie genug? Manchmal hat man eigentlich Durst und isst stattdessen. Gegen Heißhunger hilft warmes bis heißes Wasser besonders gut. Trinken Sie kein kaltes oder gar eisgekühltes! Wenn Ihnen das zu öde ist, dann pimpen Sie das Wasser mit Zitrone, Frischobststücken, Gurke, Minze oder auch Ingwer. Letzteres aber bitte nicht zu viel und nicht den ganzen Tag lang, da Ingwer den Appetit anregt. Kräuter- oder Früchtetee ist da besser. Aber wie viel ist eigentlich genug? Ich bin 1,61 Meter groß und wiege 51 Kilogramm. Ich trinke circa zwei Liter am Tag. Wenn ich Sport mache, in die Sauna gehe oder im Hochsommer kann es schon mal ein halber Liter mehr werden. Unser Stoffwechsel, insbesondere Prozesse wie Muskelaufbau und Fettverbrennung basieren auf einer optimalen Wasserversorgung. Aber trinken Sie auch nicht zu viel, da sonst wertvolle Mineralien ausgespült werden, die wir mit der Nahrung aufgenommen haben und die essenziell wichtig sind, wie zum Beispiel Natrium.

Ich halte einen Liter pro 25 Kilogramm Körpergewicht

für ausreichend. Es gibt keine Studien zu einer offiziell empfohlenen Menge. Da jeder Mensch verschieden ist, sollten Sie darauf achten, sich nicht zum Trinken zu zwingen. Aber immer etwas dabeihaben und nicht zwei Liter auf einmal trinken, denn der Körper kann nur circa 500 bis 800 Milliliter pro Stunde wirklich aufnehmen, der Rest fließt einfach durch oder spült auch noch wertvolle Stoffe mit aus. Also verteilt auf den Tag und Schluck für Schluck. Und wenn Sie Gurken oder Wassermelonen gegessen haben, können Sie entsprechend weniger trinken.

– Haben Sie genug geschlafen? Wenn ich nach einem DJ-Gig nur zwei Stunden im Hotel geschlafen habe, um am Sonntagmittag bei meinen Eltern mit der Familie zu essen, war der Sonntag verloren. Der Körper hatte nicht genügend Zeit, sich zu erholen. Die fehlende Energie will er sich durch eine extra Ladung Energie durch Nahrung holen. Sein gutes Recht. Ich lass es an solchen Tagen fließen, da es ja eine Ausnahme ist. Würde ich hungern, würde ich am nächsten Tag nur noch viel doller zuschlagen. Ausreichender Schlaf zügelt also den Heißhunger beziehungsweise den Appetit.

– Sind Sie schlecht drauf? Überlegen Sie genau, wann Sie zum Essen greifen, obwohl Sie eigentlich schon genug Energie zu sich genommen haben. Das hilft ungemein im Prozess des Verzichts. Haben Sie Streit mit dem Partner, auf der Arbeit, Liebeskummer, finanzielle Sorgen oder dergleichen? Sie verdienen Trost, aber essen Sie stattdessen Datteln mit Walnuss. Essen kann trösten, aber eben nicht industriell hergestellte Lebensmittel, sondern natürliche Nahrung. Finden Sie Ihr persönliches Lieblingsnahrungsmittel, das Ihnen gefühlt eine »Umarmung« gibt. Probieren Sie geröstete Nüsse, Samen, Kerne. Trockenobst. Vollkornnudeln, Dinkelnudeln, Vollkornreis.

– Ein anderes Symptom: Sie haben eigentlich genug gegessen und wollen trotzdem immer noch mehr. Stehen Sie auf und

gehen Sie raus. Mindestens eine halbe Stunde gehen, gern zügiger als ein normaler Spaziergang. Hören Sie Musik oder Podcasts (das mache ich immer), wenn Ihnen zu langweilig ist oder niemand mitkommen mag.
- Wissenschaftler der Exeter-University führten 2012 eine Studie mit 78 Schokoladen-Liebhabern durch, um herauszufinden, welche Sorte in der Hand schmilzt und welche im Mund. Nee, Quatsch. Es ging natürlich um den Drang nach der Schoki. Sie kamen zu dem Ergebnis, dass ein Spaziergang, egal ob draußen oder auf dem Laufband, den Drang, zur Schokolade zu greifen, reduziert. Die Testpersonen durften wider ihre Gewohnheit zwei Tage lang keine Schokolade essen. Die Hälfte von ihnen lief dann nur 15 Minuten auf dem Laufband, die andere Hälfte saß rum. Alle bekamen danach eine Schüssel mit gleich viel Schokolade, und es stellte sich heraus, dass die Laufenden nur halb so viel Schokolade aßen wie die Untätigen. Ich kann Ihnen nur aus persönlicher Erfahrung versichern, es funktioniert immer! Man muss sich nur aufraffen. Aber nicht nur der Heißhunger geht, vor allem die Gedanken werden generell positiver, man is(s)t entspannter.
- Laufen beugt auch noch Diabetes vor: Die leitende Wissenschaftlerin der George Washington University School of Public Health hat nach einer Untersuchung herausgefunden, dass Menschen, die keinen Hund haben, also weniger spazieren gehen, drei Mal häufiger von Diabetes betroffen sind.

Mir ist außerdem aufgefallen, dass ich dann, wenn ich Sport gemacht habe, für den Rest des Tages weniger Hunger und Appetit habe. Zusätzlich zu den Spaziergängen sollten Sie sich darum einen Sport suchen, der Ihnen Spaß macht und den mindestens zwei Mal pro Woche praktizieren. Ich habe 2016 angefangen, Krafttraining zu machen – Crossfit ganz trendy genannt – und tatsächlich verbrennen mehr Muskeln auch mehr Energie. Aqua-Aerobic finde ich auch lustig, Yoga ist nicht so meins, aber Heat Yoga bei 40 Grad gefällt mir gut, weil man sehr ins Schwitzen kommt, und auch das hilft als Appetithemmer. Probieren Sie einfach mal aus, was Ihnen Spaß macht.

Können Sie joggen? Ist mir ja leider viel zu anstrengend, aber das ist natürlich der Kalorienverbrenner und Appetithemmer schlechthin. Schwitzen generell wirkt gut zum Stress abbauen – lassen Sie es raus. Wenn ich nach dem Training in der Dampfsauna liege, könnte mich selbst eine sprechende Schokoladentafel nicht verführen. In meinem Körper fliegen viel zu viele Glückshormone rum. Stress? Was ist das?

- Eine weiterer Grund für Zuckerjieper: Haben Sie aus Versehen vielleicht doch versteckten Zucker zu sich genommen? Kontrollieren Sie nochmal die Labels, gehen Sie alle Packungen durch, aus denen Sie heute oder gestern gegessen haben.
- Trinken Sie Kaffee? Wenn ja, genießen Sie ihn, denn Koffein ist ein Appetithemmer. Zusammen mit Zimt und reinem Kakaopulver hat man eine dreifach wirkungsvolle Kombination, die bei mir immer hilft. Trinken Sie bitte keine Kuhmilch dazu, probieren Sie eine pflanzliche Alternative. Irgendeine wird Ihnen schon zusagen, es gibt mittlerweile so viele Varianten aus Mandeln, Soja, Reis, Hafer, ja sogar Erbsen und Lupinen – aber bitte immer auf die Zutatenliste achten, denn viele Produkte haben Zuckerzusätze. Die Liste der Zuckerbezeichnungen finden Sie hinten in diesem Buch. Wenn es Ihnen nicht süß genug ist, dann schütten Sie etwas Kokosmilch dazu. Aber Achtung: Kokosmilch ist sehr kalorienhaltig.
- Lassen Sie sich Zeit beim Essen. Und setzen Sie sich hin. Ich muss nicht erwähnen, dass wir nicht im Gehen essen! Überhaupt sollen wir beim Essen nicht multitasken. (Wenn ich das jetzt noch einmal lese, klingt das viel gouvernantenhafter, als es gemeint ist. Es stimmt aber trotzdem. Deshalb bleibt es stehen.)
- Kauen Sie. Schlingen Sie nicht. Leichter gesagt als getan, wenn

man Heißhunger hat, ich weiß. Geröstete Samen, Nüsse und Kerne helfen dabei, denn diese muss man ordentlich zermahlen, sonst schmeckt man ja nicht, wie lecker sie sind.

Das ist übrigens auch einer der Gründe, warum ich mich dem Trend der Smoothies verweigere. Die trinke ich mal im Café oder wenn ein Drehtag es nicht zulässt, Gemüse oder Obst zu essen, was zum Glück selten vorkommt. Ich werde einfach nicht nachhaltig satt vom Trinken, selbst wenn es gehaltvoll ist, zum Beispiel mit Getreide oder Nüssen. Nach spätestens einer Stunde will ich wieder essen. Kaue ich aber, bin ich viel länger zufrieden. Unsere Verdauung freut sich auch, denn Kauen gibt der Bauchspeicheldrüse und unserem gesamten Verdauungs-System genug Zeit, alle »Maschinen« anzuschmeißen, und wird nicht prompt mit einer Megaladung Nahrung überrollt.

- Manche Menschen reagieren auf unterschiedliche Nahrungsmittel allergisch, sie sind aber die Ausnahme. Manche haben »bloß« eine Unverträglichkeit. Aber selbst ohne diese Sonderfälle beobachte ich seit ungefähr zwei Jahren den Trend, immer mehr Bestandteile aus dem Speiseplan zu verbannen: Laktose, Kohlenhydrate, Gluten ... Das muss nicht sein.
- Essen Sie zum Beispiel so wie ich nur um die Mittagszeit herum Kohlenhydrate, wenn nach ayurvedischer Lehre das »Agni« (so nennt sich das Verdauungsfeuer) am kräftigsten arbeitet. Und schon müssen Sie nicht darauf verzichten. Ein weiterer Trick wäre, Kohlenhydrate und Eiweiße zu trennen. Diese Trennkost praktiziere ich, wenn ich doch mal abends später essen sollte.
- Oder Sie schauen sich folgende Empfehlungen der ayurvedischen Lehre an. Hier glaubt man, dass einige Nahrungsmittel auf keinen Fall kombiniert verzehrt werden sollten, um das »Agni« nicht zu stören. Vielleicht löst sich eine Unverträglichkeit dann auch auf.

- Trinken Sie Kuhmilch? Wenn ja, dann versuchen Sie diese nicht mehr mit Obst, Fleisch oder Joghurt gemeinsam zu verzehren.
- Ayurvedische Ärzte empfehlen, Früchte neben Kuhmilch auch nicht mit Bohnen, Eiern, Käse und Getreide zu kombinieren. Rohes Obst und Gemüse sollte man auch trennen
- Eier nicht mit Kuhmilch oder Joghurt, Melone, Käse, Früchten und Kartoffeln mischen.
- Essen Sie nur noch warme Speisen. Sie werden sehen, was für einen riesengroßen Unterschied das macht. Sie bleiben wesentlich länger satt. Wenn Sie nicht auf Ihr Frühstücksbrötchen verzichten wollen, toasten oder backen Sie es einfach auf, dann wird es immerhin ein bisschen warm. Und holen Sie alle anderen Lebensmittel rechtzeitig aus dem Kühlschrank oder wärmen Sie sie auf. Im Winter können Sie Ihr Obst auch andünsten, dadurch gewinnt es meist auch an Geschmack.
- Eine ayurvedische Regel lautet: Willst du abnehmen, trink vor dem Essen. Willst du dein Gewicht halten, trink während des Essens. Willst du zunehmen, trink nach dem Essen. Behalten Sie diese Regel im Hinterkopf.

Generell möchte ich Ihnen ans Herz legen: Verzichten Sie nicht auf zu viele Nahrungsmittel, das kann zu Mangelerscheinungen führen. Zucker wegzulassen ist schon eine große Baustelle, abgesehen davon dürfen Sie alles essen.

- Vermeiden Sie es unbedingt, »hangry« zu werden (also angry = aggressiv weil hungrig). Ich bekomme immer miese Laune, wenn ich nicht gefüttert werde! Zu Recht! Völlig ausgehungert zu essen kann leicht zum Schlingen und Überessen führen. Es gibt Leute, die können fünf Stunden ohne etwas zu beißen aushalten, und bei gewissen Diätkonzepten zum Abnehmen wird das auch empfohlen. Bei mir funktioniert das überhaupt nicht, ich esse einfach mehr, wenn ich lange nichts verdrückt habe. Also snacke ich nach zwei oder drei Stunden ein Stück frisches oder getrocknetes Obst oder eine Handvoll Nüsse. Roggenknäckebrot mit pflanzlichem Aufstrich ist auch gut. Probieren Sie aus, was für Sie besser funktioniert.

- Zuhause isst man selten eine Vorspeise plus Hauptspeise plus Nachtisch. Wenn wir in einem Restaurant sind, ist die Versuchung groß, mehr zu essen. Versuchen Sie sich zumindest in der akuten Entwöhnungsphase dieser Gewohnheit zu entsagen, das macht es Ihnen leichter, nicht über die Desserts herzufallen. Und wenn es doch nicht anders geht, fragen Sie nach Frischobst.
- Vermeiden Sie Alkohol. Alkohol kann zu Unterzuckerung führen – und damit zu Appetitattacken. Außerdem entzieht er dem Körper Wasser, damit auch Salz, und unser Drang, die Salzdepots wieder aufzufüllen, führt uns direkt zur nächsten Fast-Food-Quelle. Ich erinnere mich noch an die frühmorgendlichen Imbissbuden-Besuche in den wilden Nächten meiner Jugend...
- Steigen Sie nicht regelmäßig auf die Waage. Das könnte Ihre Laune beeinflussen. Mit der Zeit spüren Sie an Ihrem Körper, ob alles gut ist. Maximal einmal pro Woche sollte reichen, wenn Sie abnehmen wollen.
- Wenn das Frühstück zu süß ist, kann dadurch die Lust auf Süßes den ganzen Tag bleiben. Essen Sie würzig zum Frühstück!
- Gesunde Fette wie zum Beispiel Avocado oder Kokosöl rufen ein befriedigendes Sättigungsgefühl hervor. Sie helfen außerdem, den Stoffwechsel zu beschleunigen.
- Wenn Sie den ganzen Tag Hunger haben, funktioniert das intuitive Essen noch nicht. Lassen Sie tatsächlich den Zucker weg, könnte es sein, dass Sie zu viele andere chemische Stoffe zu sich nehmen, die das richtige Gefühl für Ihren Körper verhindern können. Ich spreche von Farbstoffen, Aromen,

Konservierungsstoffen, Geschmacksverstärkern. Bereiten Sie Ihre Mahlzeiten selbst zu, können Sie diese Stoffe leicht vermeiden, aber wenn Sie aufgrund von Zeitmangel zu industriell hergestellten Nahrungsmitteln greifen müssen, dann schauen sie vorm nächsten Einkauf auf die Listen mit gefährlichen Stoffen im Anhang. In Bioprodukten sind meist weniger Zusatzstoffe, aber Achtung, sie kommen auch hier vor.

Es ist wahrscheinlich, dass Sie mit einem »Alles-Esser« zusammenwohnen. Gerade in der Entwöhnungsphase kann einen das auf eine harte Probe stellen. Natürlich dürfen seine oder ihre Naschereien nach wie vor im Haus sein, aber es ist eine große Hilfe, wenn die, zumindest am Anfang, nicht in Ihrem Blickfeld liegen. Was das Auge nicht sieht, will das Gehirn nicht sofort haben. Oder auch: Aus den Augen, aus dem Sinn. Genauso sollten Sie sich mit Kochshows und Food-Blogs zurücknehmen, zumindest in den ersten Wochen, in denen Sie noch nicht in Ihrer Ernährungsumstellung gefestigt sind. Wenn Sie nach Ihrem Entzug spüren, was Ihnen guttut, können Sie auch ohne Neid zuschauen, wenn andere Zucker essen, versprochen.

Wenn Ihr Umfeld nicht positiv auf Ihre Ernährungsumstellung reagiert, machen Sie sich bewusst, warum Sie damit Widerspruch erregen. Meistens hat das mehr mit den anderen als mit Ihnen zu tun. Denken Sie daran, dass die Übereinstimmung mit Ihrer inneren Stimme wichtiger ist als die mit äußeren. Stehen Sie zu Ihren Entscheidungen, und lassen Sie sich nicht verunsichern. Zucker wegzulassen ist eine gute Maßnahme. Es geht dabei um Ihr Leben, um Ihre Gesundheit. Mir ist bewusst, dass das jetzt etwas hart klingt, aber selbst wenn ich meine Meinung diplomatischer formulierte, es liefe auf dasselbe hinaus. Es geht immer noch um Ihr Wohlbefinden, um Ihr Glück. Wenn es Menschen gibt, die Sie dabei nicht unterstützen wollen, sind das dann wirklich Ihre Freunde?

Meine Leute haben sich für mich gefreut, dass ich so happy bin. Und wenn ich zum Essen eingeladen werde oder auf eine Party, dann machen sie immer auch eine Speise ohne Zucker für mich, obwohl ich es gar nicht erwarte.

Ich habe es mir angewöhnt, entweder nicht hungrig aus dem Haus zu gehen oder ich nehme mir etwas mit. Bei meinen Freunden gibt's aber immer etwas für mich. Gerade Vor- und Hauptspeisen lassen sich auch leicht ohne Zucker zubereiten, und bei einer Kaffeetafel gibt es für mich frisches Obst statt Kuchen.

Gute Freunde versüßen das Leben, nicht die Speisen.

Wenn Sie schlechte Laune bekommen, dann läuft etwas schief bei der Ernährungsumstellung. Die Alarmglocken sollten laut läuten. Sind Sie zu streng? Haben Sie nicht genug Zeit zur Vorbereitung gehabt?

Verschieben Sie es ruhig nochmal. Fragen Sie sich nochmals, warum Sie den Zucker weglassen oder abnehmen möchten. Ich weiß aus persönlicher Erfahrung, dass es hilfreich ist, Gründe jenseits vom Ego zu finden. Der Anblick im Spiegel kann kurzfristig Freude bereiten, wird Sie aber *nie* zu einer wirklich glücklichen Person machen. Auch das rein vernunftbedingte Wissen, dass man sich gesund ernähren *sollte*, wird langfristig nicht reichen.

Aber fühlen Sie sich *jetzt*, *während* der Umstellung gut, fit, entspannt, ausgeglichen, klar im Kopf und glücklich, vor allem nach dem Essen? *Das* sind die Gründe, die fürs Dranbleiben langfristig helfen. Denken Sie ab und zu daran.

Und wenn es ganz dicke kommt: Ich muss den Zucker nicht weglassen! Ich kann jederzeit dazu greifen. Ich darf! Niemand zwingt mich. Die Welt wird davon nicht untergehen.

Die Frage ist nur, ob ich es will.

Wenn ich das verinnerliche, dann lasse ich allen verarbeiteten Zucker mit einer Leichtigkeit weg, weil *ich* es entscheide.

Und dann geht alles wirklich ganz einfach.
Kommen Sie mit auf meine Reise!

ANHANG

EIN BEISPIEL-TAG

So könnte ein zuckerfreier Tag aussehen. Das ist natürlich nur ein Beispiel, keine in Stein gemeißelte Norm. Sie können improvisieren und variieren, so viel Sie wollen.

07:00 Uhr aufstehen, 1 Tasse (300 ml) gekochtes, noch heißes Wasser. Ich bereite meinen Porridge vor und lasse ihn ziehen, während ich mich fertig mache:
40 g Haferflocken (angeröstet)
10 g Chiasamen
20 g Erdmandeln
20 g Mix aus geröstetem Leinsamen, Sonnenblumenkerne
Messerspitze Zimt, Kakaopulver
Je eine Mini-Prise, Salz, Cayenne, Kurkuma mit kochendem Wasser übergießen, mind. 1 Stunde stehen lassen.

Ab 8:00 Uhr Frühstück – je nach Hunger. Je später ich mein Porridge esse, desto besser verzehrt es mein Agni.

Im Laufe des Vormittags: Noch mal eine Tasse heißes Wasser, dieses Mal mit Ingwer und Zitrone
100 ml roter Traubensaft mit 200 ml heißem Wasser, Spritzer Zitrone
1 Tasse griechischer Bergtee (300 ml)
2 Kaffee mit 50–100 ml Soja-, Mandel- oder Hafermilch. Messerspitze Zimt, Kakao und 1 EL Kokosmilch dazu
1 Birne (mit genügend Abstand zum Porridge)

13:00 Uhr Snack
1 Apfel, Handvoll Mandeln
16:00 Uhr Asiatische Gemüsepfanne im Wok
200 g geräucherter Tofu, 2 TL Olivenöl
1 Paprika, 1 Karotte, ½ Zucchini, 1 Wurzelpetersilie, Pastinake, Zwiebel, Knoblauchzehe, eine Handvoll Sojasprossen, ½ Fenchelknolle, ½ Lauchstange, eine Handvoll Champignons
Nach Geschmack würzen mit Salz, Pfeffer, Kurkuma, rotem süßen Pfeffer, einer Prise Cayenne, Sojasauce, Oregano und Curry

In der asiatischen Küche wird gern mit Zucker (auch in der Sojasauce) gesüßt, ich verwende lieber 1 TL Mandelmus und Kokosmilch
18:00 Uhr Snack 40 g Mix von gerösteten Leinsamen, Sonnenblumen- und Kürbiskernen, Sesam

Ca. 2 l Wasser (Tee vom Morgen inkl.) mit Zitrone, frischem Obst oder Minze den ganzen Tag über warm getrunken

Der Energiewert kommt an so einem Tag auf circa 1850 kcal, deutlich mehr als mein Kalorienbedarf von 1690 kcal bei meiner Größe von 1,61 Meter und Alter von 48 Jahren – durch ausreichend Bewegung und Qi-förderliche Nahrungsmittel hungere ich nicht und halte trotzdem mein Gewicht.

Mir ist bewusst, dass die Zeiten für berufstätige Menschen nicht ohne weiteres einzuhalten sind. Viele sind nachmittags noch bei der Arbeit und können sich um 16 Uhr nicht in die Küche stellen, da bin ich als Selbstständige sicherlich privilegiert. Stattdessen können Sie meinen Abendsnack natürlich auch mittags hinzufügen und abends warm kochen.

REZEPTE

Hier sind meine persönlichen Glücksrezepte: Süßes und Herzhaftes für jeden Tag. Wie weiter vorn erwähnt, bin ich keine Naturbegabung in der Küche (zumindest nicht, was das Kochen betrifft), deshalb denke ich, dass sich jeder an diesen Rezepten versuchen kann.

In diesem Sinne viel Spaß beim Kochen, Backen, Rühren, Schnibbeln, Mixen und vor allem beim genussvollen und gesunden Schlemmen ohne Reue!

Fenchel-Möhren

2 Fenchelknollen
8 Karotten
1 EL pflanzliches Öl
Pfeffer
4 Pimentkörner
1 Zwiebel
1 Knoblauchzehe
½ Zitrone
Salz
Hand voll glatte Petersilie
1 Zweig frisches Basilikum

Das Gemüse waschen und in Streifen schneiden. Das Öl in einen Topf geben und erwärmen, Gemüse hinzufügen. Mit Pfeffer und Pimentkörnern würzen. Zwiebel und Knoblauch klein geschnitten dazugeben. 15 Minuten bei niedriger Hitze schmoren.

Salz und Zitrone dazugeben. Petersilie gewaschen und kleingeschnitten drüberstreuen.

Zur Deko Basilikum obendrauf. Fertig! Wie immer warm essen.

PS: Das ist übrigens das erste von mir nach der Fünf-Elemente-Ernährung gekochte Gericht. Ich empfehle es darum besonders Anfängern.

Glückspralinen

100 g weiche Datteln (frisch oder Medjool)
70 g Haferflocken
40 g Mandeln
15 g Kokosöl
1 gehäufter TL Zimt
1 leicht gehäufter TL Kakaopulver
1 Prise Salz
75 g Sesam

Alle Zutaten außer dem Sesam in der Küchenmaschine zusammenmischen. Danach Masse mit den Händen zu etwa zehn Kugeln formen.
  Den Sesam in einer Pfanne braun rösten, dann die Kugeln darin rollen.
  Im Kühlschrank mindestens eine Woche haltbar, dann aber bald verzehren.

Bananenkuchen

Und hier kommt er, der legendäre Selfmade-Kuchen meiner Mama.

3 reife geschälte Bananen
50 g Rosinen
100 ml pflanzliche Milch (ich bevorzuge Mandelmilch)
120 g Dinkelmehl
120 g Haferflocken
Vanilleschote oder Tonkabohne (frisch oder weglassen, bitte kein Aroma!)
1 EL Backpulver
Je 1 Prise Salz, Cayenne-Pfeffer, Kurkuma
Messerspitze Zimt
Sonnenblumenöl (für die Form)

Backofen auf 180 Grad vorheizen.

Die Bananen und Rosinen mit einer Gabel zerdrücken und mit der Milch zu einer cremigen Masse vermischen. Dinkelmehl, Haferflocken und ausgedrückte Vanilleessenz (oder ¼ gehobelte Tonkabohne) dazugeben. Gut aufschlagen! Backpulver, Salz, Cayenne-Pfeffer, Kurkuma und Zimt unterheben.

Den Teig in eine kleine, mit Öl gefettete Form geben (oder Backpapier verwenden). 30 Minuten auf mittlerer Schiene backen. Ofen ausschalten und 15 Minuten darin lassen.

Pur oder mit Erdnussbutter genießen.

Pfannkuchen

2 Tassen Mehl (nach Wahl, kein Weißmehl, gern Dinkelvollkorn)
2 TL Backpulver
2 TL Rosinen
1 Tasse pflanzliche Milch (z. B. Soja, Mandel, Hafer)
1 Tasse Apfelsaft
Je eine Prise Salz, Zimt, Kurkuma
Sonnenblumenöl für die Pfanne
Mandelmus (nach Belieben)

Das Backpulver mit dem Mehl vermischen. Alle Zutaten mit dem Schneebesen zu einem geschmeidigen Teig verarbeiten. In einer Pfanne 1–2 TL Pflanzenöl erhitzen und mit einer Kelle die Teigmasse hineingeben. Durch Schwenken verteilen. Ca. 3 Minuten von jeder Seite auf mittlerer Stufe ausbacken. Der Teig ergibt circa 5 Pfannkuchen.

Nach Belieben mit 1 TL Mandelmus und etwas Zimt servieren

Avocado-Dip

2 Avocados
1 Zitrone
1 Zwiebel
2 Knoblauchzehen
1 kleine Tomate
1 Bund frischer Koriander (es geht auch glatte Petersilie)
2 TL Olivenöl
Salz, Pfeffer, Cayenne-Pfeffer, Kurkuma,

Avocados entkernen, Fruchtfleisch rauslösen, 1 EL Zitronensaft draufträufeln

Zwiebeln, Knoblauch, Tomate und Koriander so klein wie möglich hacken

Avocado mit einer Gabel zerdrücken, bis sie fast cremig ist, dann Tomate, Zwiebel, Knoblauch daruntermischen. Anschließend mit Öl, Salz, Pfeffer, Cayenne-Pfeffer, Kurkuma und Zitrone (1 TL, nach Belieben mehr) würzen.

Im Kühlschrank aufbewahren.

Gebackenes Wurzelgemüse

Je 2 Karotten, Pastinaken, Wurzelpetersilie (geschält)
½ Hokkaido-Kürbis
½ Fenchel
1 kl. Rote Beete
1 Gemüsezwiebel
Salz, Pfeffer, Kurkuma, Majoran

Gemüse in Streifen schneiden und mit Salz, Pfeffer, etwas Kurkuma und Majoran bestreuen. Bei 180 Grad im vorgeheizten Ofen auf mittlerer Schiene 30 Minuten mit Ober- und Unterhitze backen

Übrigens: Der Avocado-Dip passt perfekt dazu.

Gigantes
(Griechische überbackene weiße Bohnen)

400 g weiße große gekochte Bohnen (Trockene Bohnen über Nacht in Wasser einweichen, am nächsten Tag 1–2 Stunden kochen, bis sie weich sind. Wenn die Zeit nicht reicht, gekochte Bohnen im Glas kaufen, aber bitte nicht aus der Dose!)

2 TL Olivenöl
1 Zwiebel
1 Karotte
½ Stange Lauch
½ Zucchini
1 Karotte
1 Paprika
1 Tomate
1 Knoblauchzehe
Pfeffer, Salz, Oregano
1 Bund glatte Petersilie
Cayenne-Pfeffer (wer es scharf mag)

Bohnen abtropfen, waschen. In einem Topf Zwiebel im Öl braun anbraten, dann das klein geschnittene Gemüse dazugeben. 20 Minuten bei mittlerer Hitze anschmoren. In den letten 5 Minuten Tomate und Gewürze außer Petersilie dazugeben.

Bohnen in eine mittelgroße Backform geben, die Gemüse-Mischung hinzufügen, mischen. 1 Tasse heißes Wasser einrühren. Die Form auf den Boden des vorgeheizten Ofens stellen und bei 200 Grad Ober-. und Unterhitze 30–40 Minuten backen. Wenn es zu trocken wird, zwischendurch etwas heißes Wasser dazugeben, je nachdem, wie flüssig man es mag. In den letzten 5 Minuten die frische Petersilie auf der Oberfläche verteilen.

Nach maximal 40 Minuten den Ofen ausschalten und noch 10 Minuten ziehen lassen.

Eine kleine Salatbeilage passt gut dazu.

Müsliriegel

150 g Haferflocken
100 g Medjool-Datteln
100 g Erdnussbutter oder Mandelmus
1 TL Zimt
1 Vanilleschote (oder ¼ Tonkabohne)
70 g Kürbis- und Sonnenblumenkerne
50 g gehackte Mandeln
50 g getrocknete Cranberries
50 ml Mandelmilch
2 TL Leinsamen, geschrotet
2 TL Chia Samen
2 TL Hanfsamen
2 EL Kokosöl (Sonnenblumenöl als günstigere Alternative)
Prise Salz
Prise Kurkuma

Den Hafer für 10 Minuten auf einem Backblech im Ofen rösten, bis er goldfarben ist. Kleingeschnittene Datteln mit Erdnussbutter oder Mandelmus, Zimt und Mark der Vanilleschote (oder geraspelte Tonkabohne) vermischen. Masse in einer Schüssel mit allen anderen Zutaten gut vermischen. Eine halbe Stunde stehen lassen.

Müsliteig auf einem Backblech gut verteilen, für 10 Minuten bei 180 Grad backen. Etwas abkühlen lassen, danach mit einem Messer in rechteckige Stücke schneiden. Komplett abkühlen lassen.

In einem luftdichten Glasbehälter im Kühlschrank 4–5 Tage lagern.

Zucchini-Kichererbsen-Bratling

2 rote Zwiebeln
4 Knoblauchzehen (geröstet oder vorgekocht)
2 Zweige glatte Petersilie
1 Handvoll frischen Koriander
2 Zucchini
3 Tassen gekochte Kichererbsen, gewaschen und abgetropft (trockene Kichererbsen über Nacht in Wasser einweichen und am nächsten Tag 2 Stunden kochen oder aus dem Glas, aber bitte nicht aus der Dose!)
4 TL trockenen Koriander
½ Zitrone
5 TL Olivenöl (extra virgin, griechisch!)
Je 1 TL Kurkuma und Salz
½ TL schwarzer Pfeffer
Messerspitze Backpulver
6 TL Sesam
Ca. ½ Tasse grob gemahlener Hafer

Zwiebeln, Knoblauch, Petersilie, Koriander in Küchenmaschine zerkleinern. Alle weiteren Zutaten außer Haferflocken und Sesam dazugeben und zu einer groben Masse mixen, in eine Schüssel füllen. Sesam und Hafer dazugeben und vermischen. Dabei die Menge des Hafers so variieren, dass eine gut formbare Teigmasse daraus wird. Circa 5 runde Bratlinge formen, die eine halbe Stunde ruhen lassen.

Bratlinge auf einem mit Backpapier ausgelegten Blech auf mittlerer Schiene im vorgeheizten Backofen bei mittlerer Hitze grillen. Max. 8 Minuten von jeder Seite.

Mit einem Brötchen nach Wahl, Salatblatt, Zwiebeln und Tomate lässt sich aus dem Bratlingen ein leckerer Burger machen. Ich bevorzuge den Bratling pur mit Avocado-Dressing, satt werde ich von zwei Stück.

Kokoscreme
(statt zuckriger Nuss-Nougat-Creme)

70 g Medjool Datteln
50 g Cashewnüsse
3 EL Kakaopulver
2 EL Kokosöl
1 TL Kokosmus

Datteln und Cashewnüsse im Wasser eine Stunde einweichen lassen. Danach abtropfen lassen und im Mixer (oder mit einem Pürierstab) zusammen mit Kakaopulver, Kokosöl und Kokosmus zu homogener Masse pürieren.

Wenn man die Creme lockerer haben möchte, kann man etwas warmes Wasser beim Pürieren dazugeben.

Hirse mit Mandeln

250 g Hirse
15 g grüne Pfefferkörner
600 ml Wasser
1 Bio-Zitrone
20 Mandeln (grob gehackt)
4 EL Nussöl nach Wahl
gemahlener schwarzer Pfeffer, Meersalz

Die Hirse circa 10 Minuten in einem Topf rösten, bis ein nussiger Duft entsteht. Währenddessen dabeibleiben und ab und zu umrühren. Pfefferkörner hinzufügen und mit dem Wasser ablöschen. Zitrone waschen und Streifen der Schale dazugeben, ebenso die Mandeln, und circa 20 Minuten bei mittlerer Hitze mit geschlossenem Deckel köcheln lassen. Herd abschalten und weitere 10 Minuten quellen lassen.

Das Öl nach Geschmack hinzugeben und mit Salz und Pfeffer abschmecken.

Warm essen!(Das ist ein typisches wärmendes TCM/Fünf-Elemente-Gericht.)

Zitronenreis
(ein ayurvedisches Rezept für jedermann)

Zutaten:

2 Tassen Basmatireis
1 EL Nussöl nach Wahl
10 getrocknete Curryblätter, eingeweicht
1 TL Kreuzkümmelsamen
1 TL Senfsamen
1 rote Chilischote (getrocknet, gehackt)
1 grüne Chilischote (frisch, am Stück)
1 cm frischer Ingwer (geschält, gehackt)
Messerspitze Kurkuma
1 Handvoll Cashewnüsse (halbiert)
Saft von 2 Zitronen
Salz

Zubereitung:

Den Reis in gesalzenem Wasser weich kochen und abtropfen lassen.

Öl in einem Topf erhitzen und darin Curryblätter, rote Chilischote, Kreuzkümmel- und Senfsamen, kurz anbraten (bis Körner aufspringen), dann frischen Chili und Ingwer dazu, das Ganze 2 Minuten rösten.

Reis, Kurkuma und Nüsse hinzugeben, rühren, anschließend Salz und Zitronensaft unterrühren. Herd ausmachen und 5 Minuten stehen lassen.

Warm essen. Passt gut zu Blattgemüse, zum Beispiel Mangold, Spinat oder Chicorée.

Senf

200 g getrocknete Feigen
400 ml heißes Wasser
260 g gemahlene Senfkörner
1 TL Salz
Messerspitze Pfeffer
100 ml Apfelessig
1 Prise Kurkuma

Die Feigen mit dem abgekochten heißen Wasser übergießen und über Nacht einweichen lassen, übriges Wasser abgießen. Dann gemahlene Senfkörner, Salz, Pfeffer und Apfelessig dazugeben und pürieren. Einige Stunden an der Luft stehen lassen, bevor der Senf in ein Glas mit Schraubverschluss kommt. Kühl gelagert hält er sich mehrere Monate.

Topinamburbrot

500 g Topinambur
500 g Ur-Dinkelmehl
1 Pck. Backpulver
125 g Sojajoghurt
1 EL Apfelessig
100 ml Mandelmilch
je 1 Handvoll gehackte Petersilie und Thymian
2 EL Kokosöl (flüssig)
Salz, Pfeffer
1 Prise Fenchel und Koriander (gemahlen)
1 kleine Handvoll getrocknete Tomaten

Topinambur schälen und circa 20 Minuten kochen (oder umgekehrt, schälen geht nach dem Kochen leichter). Anschließend mit dem Mehl, Backpulver, Sojajoghurt, Apfelessig und Mandelmilch in einer Schüssel vermischen. Danach alle anderen Zutaten hinzufügen und zu einem geschmeidigen Brotteig verrühren (ich verwende ein Rührgerät mit entsprechendem Knethaken). 15 Minuten in der Schüssel gehen lassen. Ofen auf 200 Grad vorheizen.

Teig in die Backform geben (nasse Hände helfen). Kleine Ritze an der Oberfläche mit einem Messer setzen. Im Ofen bei 200 Grad mindestens 45 Minuten backen, Bräunungsgrad prüfen und je nach Wunsch Ofen ausmachen oder 5 Minuten länger drinlassen.

Süßkartoffelbrei

3 große Süßkartoffeln
2 Msp. Salz
Je 1 Msp. Kurkuma, Pfeffer, roter süßer Pfeffer, Zimt
½ Msp. Majoran oder Thymian
3 EL Olivenöl
150 ml Reismilch
½ Bund Petersilie oder Koriander (je nach persönlichem Geschmack)

Die Süßkartoffeln kochen, anschließend schälen. Alle Zutaten in einer Schüssel pürieren, anschließend frische Kräuter drüberstreuen.
Warm essen!

Und zum Abschluss noch ein echt griechisches Rezept, das zu meinen absoluten Lieblingen gehört.

Griechische Dolmades
(Gefüllte Weinblätter für 3 Personen)

250 g Weinblätter (gibt es in griechischen oder türkischen Supermärkten)
200 g Zwiebeln
½ Tasse Olivenöl
50 g Reis
Salz Pfeffer
Je ½ Bund Petersilie, Minze, Dill
2 Zitronen

Zubereitung:

Weinblätter waschen und blanchieren. Zwiebeln in kleine Würfel schneiden und in einer Pfanne mit der Hälfte des Olivenöls goldbraun rösten. Dann Reis, Salz, Pfeffer, Dill, Petersilie, Minze mit halbem Glas Wasser hinzufügen. Alles so lange bei geringer Hitze kochen, bis das Wasser vom Reis aufgesogen wurde.

In jedes Weinblatt 1 TL der Mischung geben und zusammenrollen. (Mischung in die Mitte legen, Blatt links und rechts darumschlagen, dann rollen)

Gefüllte Weinblätter in einem Topf nebeneinanderlegen, in 2 oder 3 Schichten stapeln. Das übrige Öl und den Saft einer Zitrone drübergießen und mit Wasser knapp bedecken. Den Topf mit einem flachen Teller bedecken und bei geringer Hitze dünsten, bis kein Wasser mehr übrig ist. Kalt oder warm mit Zitronenscheiben servieren.

Kali Orexi!

MEINE TEEREZEPTE

In der Phytotherapie lernt man, welche Teemischungen gegen einzelne Leiden helfen. Hier ist meine Top 5 – von mir persönlich auf ihre Wirksamkeit erprobt. Sie helfen auch gegen mögliche Begleiterscheinungen während der ersten 42 Tage des Zucker-Detox:

Immer 10 Minuten mit Deckel ziehen lassen!

Gegen Schlafstörung

90 g Baldrianwurzel
20 g Hopfenzapfen
30 g grüner Hafer
10 g Melisse
20 g Passionsblumenkraut

Mindestens 2 Wochen lang morgens eine, abends 2 Tassen trinken

Gegen depressive Verstimmung

85 g Baldrianwurzel
50 g Johanniskraut
35 g Passionsblume

Täglich 2 Tassen trinken

Gegen niedrigen Blutdruck

80 g Rosmarinblätter
20 g Zitronenverbenenblätter

Morgens 2 Tassen trinken

Gegen Kopfschmerzen

30 g Pfefferminze
20 g Melisse
20 g Frauenmantel
30 g Thymian

3 Tassen täglich

Gegen Nervosität

20 g Hopfen
20 g Baldrian
20 g Melisse
20 g Pfefferminze
20 g Fenchel

3 Tassen täglich

VERSTECKTE ZUCKER

Wie ich bereits oft gesagt habe, versucht die Lebensmittelindustrie uns immer wieder Zucker unterzujubeln. Hier ist eine Auflistung der gängigen Begriffe, hinter denen sich Zucker versteckt:

- Alle Wörter, die »-zucker«, beinhalten wie zum Beispiel Invertzucker.
- Alle Wörter, die »-sirup«, beinhalten, wie z. B. Glukosesirup.

Außerdem: Agavendicksaft, Apfelsüße, Dextrine, -dicksaft, Fruchtdicksäfte, Fruchtextrakt, Fruchtsaftkonzentrat, Fruchtsüße, Fruktose, Gerstenmalz, Gerstenmalzextrakt, Glukose, Glykogen, Honig, Inulin, Isomaltulose, Joghurtpulver, Kandis, Laktose, Magermilchpulver, Maltodextrine, Maltose, Malz(-extrakt), Molkenerzeugnis, Molkenpulver, Oligofruktose, Polydextrose, Raffinade, Raffinose, Saccharose, Süßmolkenpulver, Tagatose, Traubensüße, Vollmilchpulver, Weizendextrin

ZUCKERERSATZSTOFFE

Aspartam

Die meisten kennen den künstlich hergestellten Süßstoff von Cola-light-Produkten oder als Tafelsüßstoff. Das Sensationelle an Aspartam ist die fast 200fache Süße im Vergleich zu Haushaltszucker, obwohl er gleichzeitig sehr kalorienarm ist. Aspartam ist aber sehr umstritten. Manche Forscher sind sogar davon überzeugt, dass es Krankheiten wie z. B. Krebs verursachen kann. Aber auch da gibt es unterschiedliche Meinungen. So behauptet die europäische Behörde für Lebensmittelsicherheit, es existiere nur eine anerkannte Studie, die auf ein erhöhtes Blasenkrebsrisiko beim Menschen durch Süßstoffe hinweise.

Das kann ich persönlich natürlich nicht nachweisen, aber ich lasse die Finger davon, da Aspartam auch im Verdacht steht, die Insulinausschüttung zu erhöhen und somit Heißhungerattacken hervorzurufen – und Letzteres kann ich aus eigener Erfahrung zu hundert Prozent bestätigen.

Hier eine Liste sämtlicher Süßstoffe

E 951 Aspartam
    E 962 Aspartam-Acesulfamsalz
    E 959 Neohesperidin
    E 954 Steviolglykokoside
    E 955 Sucralose
    E 957 Thaumatin
    E 961 Neotam
    E 960 Steviosid
    E 954 Saccharin

E 950 Acesulfam-K
E 952 Cyclamat

Stevia

Stevia wird aus einer Pflanze hergestellt und hat deswegen ein gesundes Image. Aber der Süßstoff hat sich vom Naturprodukt durch seine Verarbeitung weit entfernt. So werden z. B. Lösungsmittel beigesetzt.

Ein weiterer Nachteil: Den meisten Menschen fällt nach dem Verzehr sofort ein bitterer Nachgeschmack auf. Ich konnte das ganz deutlich bei einem mit Stevia selbst gebackenen Kuchen schmecken, und es gefiel mir gar nicht. Da man aufgrund der Süßkraft auch weniger Volumen verwendet als bei Haushaltszucker, muss dieses anderweitig aufgefüllt werden. Bei manchen Produkten wird hierfür tatsächlich gern Zucker zugesetzt. Damit hebt sich der gesundheitliche Vorteil wieder auf.

Erythrit (Sucolin)

Dies ist ein Zuckeraustauschstoff, der in der Natur in geringen Dosen in Birnen, Wassermelonen, Weintrauben und Pilzen vorkommt. Erythrit wird vor allem zu Showzwecken eingesetzt. Es dient der optischen Aufhellung und sorgt für Volumen.

Hier eine Liste sämtlicher Zuckeraustauschstoffe

E 968 Erythrit
E 421 Mannit
E 420 Sorbit

E 965 Maltrit (Maltitsirup/Maltinol/Maltinol-Sirup)
E 953 Isomalt
E 967 Xylit (Xucker)
E 966 Lactit

Xylitol

Xylitol wird auch Xylit oder Xucker genannt und gehört ebenfalls zu den Zuckeraustauschstoffen. Der Zuckeralkohol kommt in natürlicher Form auch in Früchten, Gemüse und Pilzen vor. Die Industrie gewinnt ihn aber aus Maiskolbenresten. Ein großer Vorteil ist die Tatsache, dass Xylitol genauso süß ist wie Zucker, aber nur fast halb so viele Kalorien hat. Allerdings wird der ein oder andere aus den Latschen kippen, wenn er sich den Preis anschaut: circa zehn Euro pro Kilogramm.

Da der Stoff insulinunabhängig verstoffwechselt wird, sollen keine Appetitattacken folgen. Ich empfehle aber auch hier wieder den Selbstversuch, da meine persönlichen Erfahrungen meist von offiziellen Studien abweichen.

Und Vorsicht mit der Dosierung, Xylitol kann abführend wirken, Durchfall oder Blähungen können die Folge sein.

Kokosblütenzucker

Bei einem Preis von zwölf bis dreißig Euro pro Kilogramm muss man auch hier ganz klar von einem Luxusprodukt reden.

Die Industrie vergleicht diesen Zucker gern mit Honig und hebt auch hier den gesundheitlichen Vorteil von natürlichen Nährstoffen hervor. Genauso wie bei Honig müsste man laut Ökotrophologen aber Unmengen konsumieren, damit der Körper tatsächlich davon profitieren könnte. Meine Worte: Gesünder wird der Zucker dadurch nicht. Es ist, was es ist.

Pfiffige Händler heben ebenfalls hervor, dass Kokosblütenzucker den Blutzuckerspiegel nicht so stark ansteigen lässt. Repräsentative Studien gibt es allerdings noch nicht dazu, und ich persönlich bezweifle es. Hier gilt wie in jedem Zweifelsfall: Selbstversuch! Am Ende zählt die eigene Meinung.

Der ökologische Fußabdruck ist übrigens auch immens, da der Kokosblütenzucker z.B. aus Südostasien einen sehr weiten Weg zu uns hinter sich bringen muss.

KONSERVIERUNGSMITTEL

Wenn Zucker fehlt, greift die Industrie gern zu anderen Konservierungsmitteln. Nicht jeder verträgt alles. Übelkeit und Kopfschmerzen gehören zu den unerwünschten Nebenwirkungen. Hier sind die am häufigsten verwendeten:

E 210 Benzoesäure
E 211 Natriumbenzoat
E 212 Kaliumbenzoat
E 213 Calciumbenzoat
E 216 pHB-n-Prophylester
E 218 pHB-Methylester
E 220 Schwefeldioxid
E 221 Natriumsulfit
E 222 Natriumhydrogensulfit
E 223 Natriumdisulfit, Natriummetabisulfit
E 224 Kaliumdisulfit, Kaliummetabisulfit
E 226 Calciumsulfit
E 227 Calciumhydrogensulfit
E 228 Kaliumhydrogensulfit
E 230 Diphenyl, Biphenyl
E 233 Thiabendazol
E 234 Nisin
E 239 Hexamethylentetramin
E 242 Dimethyldicarbonat
E 249 Kaliumnitrit
E 250 Nitritpökelsalz, Natriumnitrit
E 251 Natriumnitrat
E 252 Kaliumnitrat
E 330 Citronensäure

Komplette Listen von *allen* Zusatzstoffen findet man bei den Verbraucherzentralen!

GESCHMACKSVERSTÄRKER

Industriell zugesetzte Geschmacksverstärker sind keine Gewürze, sondern chemische Substanzen, die im Gehirn ein künstliches Hungergefühl oder Appetit hervorrufen, um Produkte verführerischer zu machen. Es schmeckt uns nicht nur besser, sondern wir essen viel mehr von der Speise, da der Körper nicht mehr in der Lage ist, das natürliche Sättigungsgefühl zu spüren. Glutamat (darunter fallen Natrium-, Kalium-, Calciumglutamat und Glutaminsäure) ist der gängigste Geschmacksverstärker.

Als Faustregel gilt: Alle Produkte vermeiden, die in der Zutatenliste eine E-Nummer mit der Ziffer 6 am Anfang enthalten. Um den Verbraucher zu täuschen, werden mittlerweile oft nur noch die Namen statt der E-Nummern angegeben: Achten Sie darum auf Dinatriuminosinat, Guanylsäure, Guanylat, Inosinsäure/Inosina, Glycin, Zinkacetat.

Hefe-Extrakt ist übrigens kein natürlicher Stoff, sondern ebenfalls nichts anderes als ein Geschmacksverstärker, nur mit hübscherem Namen.

AROMEN

Aromen sollen uns vorgaukeln, dass in Lebensmitteln frisches Obst oder Gemüse enthalten seien, dabei handelt es sich um günstigere chemische Zusätze. Sehr beliebt sind sie in Joghurts, aber auch Soßen. Es gibt natürliche (aus natürlichen Ausgangsstoffen gewonnen, zum Beispiel Vanilleextrakt, Orangenessenz), naturidentische (sind den natürlichen chemisch gleich, sind aber künstlich hergestellt, zum Beispiel Menthol, Zitral) und künstliche Aromastoffe (künstlich hergestellt, zum Beispiel Aethylvanillin, Chininsulfat). Meiden Sie alle E-Nummern, die mit 5 beginnen, zum Beispiel Ammoniumchlorid (E 510).

FARBSTOFFE

Vorsicht bei Farbstoffen! Meiden Sie E-Nummern, die mit 1 beginnen. Dazu gehören z.B.

E 100 Kurkumin
E 120 Echtes Karmin (Scharlachschildlaus!))
E 123 Amaranth (nicht zu verwechseln mit den Samen)
E 160c Paprikaextrakt
E 170 Calciumcarbonat
E 173 Aluminium

VERPACKUNGSINFORMATIONEN

Hier ein Überblick der gängigen Zusatzinformationen:

Zuckerfrei: muss nicht ganz zuckerfrei sein, 0,5 % sind erlaubt
Weniger süß: Heißt nicht weniger Zucker.
Zuckerreduziert: Heißt nicht immer kalorienreduziert.
Weniger Zucker: Heißt nicht immer weniger Zucker als in Produkten von anderen Firmen. Es kann auch bedeuten: weniger Zucker als früher (und damit trotzdem noch zu viel).
Ohne Zusatz von Süßungsmittel: Heißt nicht ohne Zucker oder süßende Zutaten, sondern nur ohne Süßstoff und Zuckeraustauschstoff.
Mit Traubenzucker oder Apfeldicksaft: Steht nicht für gesunden Zucker (wie bereits erläutert), sondern birgt die Gefahr, noch mehr Zucker zu sich zu nehmen, da beide nicht so süß sind wie Haushaltszucker.
Natursüß: heißt nicht ungesüßt, sondern steht für Süße aus Obstkonzentrat und deswegen zu viel an Obsteinheiten.
Ohne Zuckerzusatz: Heißt nicht ohne süßende Zutaten.
Mit Fruktose: Heißt nicht besonders gesund, da durch die hohe Fruchtkonzentration zu viele Obsteinheiten enthalten sind.

Während zuckerarm bedeutet, dass nicht mehr als 5 Gramm Zucker pro 100 Gramm in einem Lebensmittel enthalten sein dürfen, sind es bei zuckerfrei nicht mehr als 0,5 Gramm Zucker pro 100 Gramm, und obwohl Lebensmittel mit der Bezeichnung ohne Zuckerzusatz keinen Traubenzucker und Haushaltszucker enthalten dürfen, gilt das nicht für andere Zuckerarten. Von einem reduzierten Zuckergehalt ist die Rede, wenn das Produkt mindestens 30 Prozent weniger Zucker enthält als ein vergleichbares Produkt.

Noch schwammiger ist die Bezeichnung *weniger süß*, die sich nur auf den Geschmack bezieht, über den Zuckergehalt aber gar nichts aussagt.

WAS FEHLT?

Hier eine kleine Übersicht, was Ihnen fehlen könnte, wenn Sie Lust auf ganz bestimmte Nahrungsmittel haben:

Schokolade
Dann könnte Ihnen Magnesium fehlen. Greifen Sie stattdessen zu zuckerfreiem dunklem Kakaopulver (z.B. in Joghurt, Kaffee oder Haferflocken einrühren), Nüssen, Samen, Gemüse und Obst.

Generell Süßes
Chrom, Karbon, Phosphor, Schwefel, Tryptophan. Greifen Sie zu frischem Obst (z. B. Trauben), Eiern, Nüssen oder Gemüse (z. B. Broccoli, Spinat, Mangold, Blumenkohl, Kohl).

Kohlenhydrate wie Brot oder Nudeln
Stickstoff. Greifen Sie zu Nüssen, Hülsenfrüchten, Lein- oder Chia-Samen.

Fettige Nahrungsmittel
Kalzium. Greifen Sie zu grünem Blattgemüse (z. B. Spinat, Mangold).

Salzige Nahrungsmittel
Chlorid, Silikon. Greifen Sie zu Nüssen, Samen, Ziegenmilch.

TROCKENOBST & CO.

Als süßer Snack ist Trockenobst ideal, aber mehr als eine Handvoll am Tag sollte es nicht sein. Als Unterstützung und Orientierung dient diese Liste mit Kilokalorienangabe:

1	Medjool-Dattel:	66 kcal
1	»Normale« Dattel:	23 kcal
1	Aprikose:	16 kcal
1	Pflaume:	20 kcal
10 g	Rosinen:	30 kcal
1	Feige:	47 kcal
10 g	Apfelchips:	33 kcal
10 g	Mangochips:	34 kcal
10 g	Kokoschips:	65 kcal

Meine Empfehlung:

Trockenobst immer in Kombination mit Nüssen, Kernen oder Samen essen, um den Blutzuckerspiegel nicht zu hoch steigen zu lassen, deswegen auch hier eine kurze Kalorientabelle:

1	Walnuss	26 kcal
10	Mandeln	70 kcal
10	Haselnüsse	87 kcal
10 g	Cashews	58 kcal
10 g	Paranüsse	69 kcal
10 g	Macadamia	72 kcal
10 g	Leinsamen	53 kcal
10 g	Sesam	63 kcal
10 g	Sonnenblumenkerne	63 kcal
10 g	Kürbiskerne	35 kcal
10 g	Chiasamen	49 kcal

BASISCHE UND SAURE LEBENSMITTEL

basisch:
Gemüse
Hülsenfrüchte
Obst / Trockenobst
Pilze
Amaranth
Quinoa
(Süß-) Kartoffeln
Nüsse, Kerne, Samen,
Schaf- und Ziegenmilch
Eigelb
Erdmandeln
Gemüse- und Fruchtsäfte
Kräuter, Kräutertee

sauer
Zucker
Fertigprodukte
Honig
Fleisch
Fisch
Getreide
Kaffee, Tee (außer Kräutertee)
Essig
Kuhmilchprodukte
Alkohol
Eiweiß (vom Ei!)
Haferflocken
Hirse
Reis (schwach sauer)
Getränke mit Kohlensäure

Gut für die Leber

Folgende Nahrungsmittel helfen der Leber bei ihrem Tage- und Nachtwerk:

Avocados

Es ist schwer, über die Avocado etwas Schlechtes zu sagen, weil sie so viele gute Seiten hat. Vor allem natürlich innere Werte: jede Menge Vitamine und viele wertvolle Fettsäuren. Außerdem schmeckt sie auch noch gut, mir zumindest. In Forschungen wurde nachgewiesen, dass die Avocado nicht nur der Gesunderhaltung der Leber dient, sondern darüber hinaus sogar hilft, bereits beschädigte Organe zu reparieren. Allerdings muss man dazu mindestens einen Monat lang täglich eine, besser zwei der Früchte essen. Dann kommt das Glutathion – ein Mix aus Aminosäuren, der beim Abbau giftiger Stoffe im Körper hilft – voll zur Geltung.

Wenn man am Tag eine Avocado isst, macht das ungefähr 270 Kalorien aus. Das ist bei einem Winzling wie mir ganz schön viel, weshalb ich nicht täglich dabei bin. Aber zwei pro Woche müssen drin sein.

Brunnenkresse

Dass bei einer geprüften »Kräuterhexe« auch Brunnenkresse auf dem Speiseplan steht, wird wohl niemanden überraschen. Bei zuckerfreier Ernährung sollte man nämlich nicht nur darauf achten, was man zu sich nimmt, sondern auch darauf, wie die Reste der Nahrung nach ihrer Tournee durch den Körper wieder verabschiedet werden. Und da tut die Brunnenkresse viel Gutes. Mit ihren Mineralstoffen, Spurenelementen, Gerb- und Bitterstoffen unterstützt sie all jene Organe, die mit der »Ausfuhr«, beauftragt sind. Das sind neben der Leber auch noch Galle, Blase und Nieren. Und damit nicht genug: Wenn man Brunnenkresse regelmäßig isst, senkt man außerdem das Brustkrebsrisiko.

Grapefruit

Die Grapefruit ist leider nicht halb so beliebt wie ihre Verwandte, die Orange, und wenn sie auf den Frühstückstisch kommt, wird das Fruchtfleisch oft mit Honig bestrichen oder gezuckert, was für mich natürlich ein absolutes No-Go ist. Die Grapefruit muss man pur genießen. Dann kommt nicht nur das Vitamin C voll zum Tragen, nein, dann können sich auch die Antioxidantien voll auf ihren Job konzentrieren und unter anderem die Leber reinigen. Es ist jetzt hier weder der Ort noch der Platz, um ausführlich zu erklären, was ein Antioxidans ist. Aber wie der Wortstamm vermuten lässt, werden durch diesen Stoff Oxidationsprozesse verlangsam oder gar verhindert. Und einen Oxidationsprozess, der auch in der Natur vorkommt, kennen wir alle: das Rosten von Eisen. Wer also nicht rosten will, der sollte die Grapefruit auf seine Speisekarte setzen.

Knoblauch

Knoblauch ist nicht nur gut gegen Vampire, sondern die Knolle versorgt die Leber mit Allicin und Selen, zwei Stoffe, die sie beim Entgiften braucht. Selen gehört zu den Stoffen, die Mangelerscheinungen auslösen können, wenn der Körper nicht genug davon erhält. Ist die Dosierung zu groß, wird Selen zum Gift. Womit wir wieder bei meinem alten Freund Paracelsus wären und bei seinem klugen Satz, der diesem Buch als Motto dient.

Kurkuma

Dieses Gewürz kommt schon in den Märchen aus tausendundeiner Nacht vor, nur wird es dort Safran genannt. Da das leuchtend gelbe Gewürz das Antioxidans Curcumin enthält, leistet es bei einer Leber-Entgiftung gute Dienste.

Löwenzahn

Nicht nur exotische Pflanzen beherbergen geheime Wohltaten für den Körper, wie man schon bei der Brunnenkresse gesehen hat. Aber auch der Löwenzahn verfügt über Kräfte, die man ihm auf den ersten Blick nicht ansieht. Er wirkt in der Blutbahn wie eine kleine Müllabfuhr, die uns von Abfällen und Giften befreit. Die werden nicht nur entsorgt, sondern der Darm und umliegende Organe werden außerdem noch (von innen) gereinigt. Viel mehr kann man eigentlich nicht verlangen.

Und falls Sie noch am Überlegen sind, wie Sie den Löwenzahn am besten in ihre Diät einbauen: Mir schmeckt er am besten im Salat.

Rote Beete

Bei vielen Kindern kommt die Roten Beete gleich nach den Spinat auf dem nächsten Platz, wenn es darum ging, die unbeliebtesten Lebensmittel zu nominieren. Völlig zu Unrecht, denn die Roten Beete wirkt nicht nur in der Leber so vorteilhaft wie die anderen bereits erwähnten Essenssorten, nein, sie stärkt außerdem noch die Galle – und mit ihrer knalligen Farbe erfreut sie auch die Augen.

Trockenobst

Ich sage Ja zu Trockenobst wie Aprikosen, aber mit einer Einschränkung: Nach Möglichkeit sollte es ungeschwefelt sein. Was ungeschwefeltes Trockenobst optisch im Vergleich zur behandelten Konkurrenz verliert, gewinnt es an inneren Werten. Es säuert den Körper nicht so stark und macht so der Leber keine unnötige Arbeit.

KRÄUTER UND IHRE WIRKUNGEN

Eine kleine Liste der gängigsten Kräuter und ihrer Heilwirkung:

Anis: antibakteriell, krampflösend, schmerzstillend
Baldrian: beruhigend, entspannend
Basilikum: schleimlösend, entzündungshemmend
Beifuß: fiebertreibend
Beinwell: wundheilend, durchblutungsfördernd
Bohnenkraut: entspannend, schmerzlindernd
Boretsch: blutreinigend
Brennnessel: stärkt das Bindegewebe
Dill: appetitanregend, verdauungsfördernd
Eisenkraut: lindert Rheuma
Fenchel: antibiotisch, fördert Auswurf
Gänseblümchen: desinfizierend
Hopfen: schleimlösend
Ingwer: entzündungshemmend
Johanniskraut: entspannend, wundheilend
Kamille: entkrampfend
Koriander: lindert Allergien
Kümmel: gegen Kopfschmerzen und Blähungen
Lavendel: schlaffördernd
Lorbeer: schweißtreibend, antibakteriell
Löwenzahn: stärkt Galle und Leber
Majoran: antibakteriell, schleimlösend
Meerrettich: gegen Erkältung
Melisse: schmerzlindernd
Minze: reduziert Keime, harntreibend
Oregano: antibiotisch
Petersilie: regt die Verdauung an
Rosmarin: pilztötend, antibakteriell

Salbei: senkt Blutzucker, antibakteriell
Thymian: schleimlösend
Zwiebel: hustenstillend

GUTER SCHLAF

Zu viel Zucker und ein hoher Insulinspiegel sorgen für Unruhe und Schlaflosigkeit.

Schlaf regelt viele hormonelle Prozesse im Körper. Je schlechter der Schlaf, desto schwieriger ist auch die Regulierung des Blutzuckerstoffwechsels. Das Gehirn ist permanent auf Zucker angewiesen und verbraucht diesen auch während der Nachtruhe. Ein gestörter Insulinspiegel, der dauerhaft auf erhöhtem Niveau arbeitet, unterbricht diese Funktion. Das Gehirn antwortet mit einer Stressreaktion, und es kommt zu nächtlichen Problemen wie Schwitzen oder sogar Zittern. Na dann gute Nacht, Entspannung ...

Hier kommen ein paar Tipps für einen besseren Schlaf:

- Übermäßiger Zuckerkonsum und spätes Essen sind Gift für den Körper! (Ja, ich weiß, das hatten wir schon. Aber in diesem Punkt ist Wiederholung tatsächlich die Mutter der Weisheit).
- Üppige und schwere Mahlzeiten mindestens drei Stunden vor dem Schlafengehen vermeiden. Meine Praxis: 6 Stunden vorher.
- Ein warmer Tee (kleine Tasse!) wirkt beruhigend (Melisse, Baldrian, Hopfen oder Johanniskraut).
- Mit Alkohol schläft man zwar schnell ein, wacht aber viel zu früh wieder auf. Die so wichtigen Regenerationsprozesse im Körper bleiben aus. Am besten Alkohol nur in Ausnahmefällen vorm Schlafen.
- Mindestens zwei Stunden vor der Bettruhe keine koffeinhaltigen Getränke und Nikotin und keine fetthaltigen Lebensmittel. Bei Hungergefühl am Abend greife ich zu einer Hand voll Nüsse oder gegrilltem Gemüse mit Kräutern und Olivenöl.

- Abends auch Zitrusfrüchte vermeiden. Diese führen dem Körper Säure zu, die wiederum verschiedene Mechanismen in Gang setzt, bei denen der Stoffwechsel anfängt zu arbeiten.
- Mit Salz sparsam umgehen.
- Auch Rohkost braucht länger, um verdaut zu werden, deswegen lieber mittags essen.

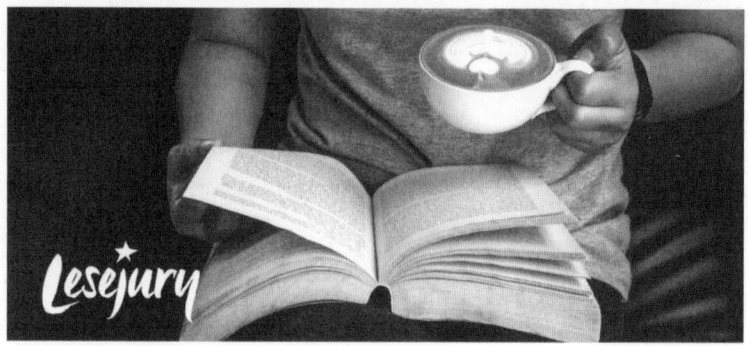

Die Community für alle, die Bücher lieben

★ In der Lesejury kannst du Bücher lesen und rezensieren, die noch nicht erschienen sind

★ Gemeinsam mit anderen buchbegeisterten Menschen in Leserunden diskutieren

★ Autoren persönlich kennenlernen

★ An exklusiven Gewinnspielen und Aktionen teilnehmen

★ Bonuspunkte sammeln und diese gegen tolle Prämien eintauschen

Jetzt kostenlos registrieren: www.lesejury.de

Folge uns auf Instagram & Facebook:
www.instagram.com/lesejury
www.facebook.com/lesejury